Anti-Aging GESUNDHEITSBIBLIOTHEK Anti-Aging GESUND-
ng GESUNDHEITSBIBLIOTHEK Anti-Aging GESUNDHEITSBI-
NDHEITSBIBLIOTHEK Anti-Aging GESUNDHEITSBIBLIOTHEK
BLIOTHEK Anti-Aging GESUNDHEITSBIBLIOTHEK Anti-Aging

Anti-Aging GESUNDHEITSBIBLIOTHEK Anti-Aging GESUND-
ng GESUNDHEITSBIBLIOTHEK Anti-Aging GESUNDHEITSBI-
NDHEITSBIBLIOTHEK Anti-Aging GESUNDHEITSBIBLIOTHEK
BLIOTHEK Anti-Aging GESUNDHEITSBIBLIOTHEK Anti-Aging
Anti-Aging GESUNDHEITSBIBLIOTHEK Anti-Aging GESUND-
ng GESUNDHEITSBIBLIOTHEK Anti-Aging GESUNDHEITSBI-
NDHEITSBIBLIOTHEK Anti-Aging GESUNDHEITSBIBLIOTHEK
BLIOTHEK Anti-Aging GESUNDHEITSBIBLIOTHEK Anti-Aging
Anti-Aging GESUNDHEITSBIBLIOTHEK Anti-Aging GESUND-
ng GESUNDHEITSBIBLIOTHEK Anti-Aging GESUNDHEITSBI-
NDHEITSBIBLIOTHEK Anti-Aging GESUNDHEITSBIBLIOTHEK
BLIOTHEK Anti-Aging GESUNDHEITSBIBLIOTHEK Anti-Aging
Anti-Aging GESUNDHEITSBIBLIOTHEK Anti-Aging GESUND-
ng GESUNDHEITSBIBLIOTHEK Anti-Aging GESUNDHEITSBI-
NDHEITSBIBLIOTHEK Anti-Aging GESUNDHEITSBIBLIOTHEK
BLIOTHEK Anti-Aging GESUNDHEITSBIBLIOTHEK Anti-Aging
Anti-Aging GESUNDHEITSBIBLIOTHEK Anti-Aging GESUND-
ng GESUNDHEITSBIBLIOTHEK Anti-Aging GESUNDHEITSBI-
NDHEITSBIBLIOTHEK Anti-Aging GESUNDHEITSBIBLIOTHEK
BLIOTHEK Anti-Aging GESUNDHEITSBIBLIOTHEK Anti-Aging
Anti-Aging GESUNDHEITSBIBLIOTHEK Anti-Aging GESUND-
ng GESUNDHEITSBIBLIOTHEK Anti-Aging GESUNDHEITSBI-
NDHEITSBIBLIOTHEK Anti-Aging GESUNDHEITSBIBLIOTHEK
BLIOTHEK Anti-Aging GESUNDHEITSBIBLIOTHEK Anti-Aging
Anti-Aging GESUNDHEITSBIBLIOTHEK Anti-Aging GESUND-
ng GESUNDHEITSBIBLIOTHEK Anti-Aging GESUNDHEITSBI-
NDHEITSBIBLIOTHEK Anti-Aging GESUNDHEITSBIBLIOTHEK
BLIOTHEK Anti-Aging GESUNDHEITSBIBLIOTHEK Anti-Aging

Unter Mitwirkung von	Univ.-Prof. Dr. med. Michael Kunze Univ.-Prof. Dr. med. René Wenzl Univ.-Doz. Dr. Ingrid Kiefer OMR Dr. med. Hans Krammer Prof. Dr. med. Alexander Meng MR Dr. med. Karl F. Maier Dr. med. Klaus Bielau Dr. med. Christian Matthai Dr. med. Irene Zifko Prof. Mag. pharm. Bernd Milenkovics Mag. pharm. Ernst Frühmann Michael Weger Nicola Wohlgemuth
Wichtiger Hinweis	Für Angaben von Arzneimitteleinnahmen und Dosierungshinweisen, aber auch für Angaben zu Kneippanwendungen, Bewegungsempfehlungen, Akupressur und Hausmitteln kann vom Kneipp-Verlag keine Haftung übernommen werden. Jeder Benutzer eines Arzneimittels oder einer Heilpflanze, sei es als Tee oder in anderer Anwendungsform, muss durch sorgfältiges Studium des Beipacktextes oder durch Konsultation eines Arztes oder Apothekers Kontraindikationen ausschließen und Dosierungen nach individuellen Bedürfnissen festlegen. Die Anwendung erfolgt immer auf eigene Gefahr.
Autoren	Prof. Mag. pharm. Bernd Milenkovics
Projektkonzeption	KognosBraun Mediengesellschaft mbH & Co. KG D-86157 Augsburg
Präsentator	Prof. Hademar Bankhofer
Layout, Satz, technische Bearbeitung	WOW!-Werbeoffice Wilbold, Martin Jurkowitsch, Kneipp-Verlag
Umschlaggestaltung	Dipl. Des. (FH) Anette Kallmeier, D-86199 Augsburg
Coverbild	imagesource
Fotonachweis	S. 12, 15, 20, 21, 25, 34, 41, 43, 46, 55, 56: MEV S. 16: akg-images S. 18, 32, 38: imagesource S. 29, 44, 48, 52, 53, 59, 63: stockbyte S. 37, 47: PhotoAlto
© Copyright	Kneipp-Verlag GmbH, Kunigundenweg 10, A-8700 Leoben Zweigstelle: Millergasse 37/1, A-1060 Wien
Druck	Theiss GmbH, A-9431 St. Stefan

ISBN 3-7088-0052-4

Printed in Austria, 2005

Kneipp-Gesundheitsbibliothek

Prof. Mag. pharm. Bernd Milenkovics

Anti-Aging

Mit Enzymen 100 Jahre alt werden

KNEIPP VERLAG
LEOBEN · WIEN

Inhalt

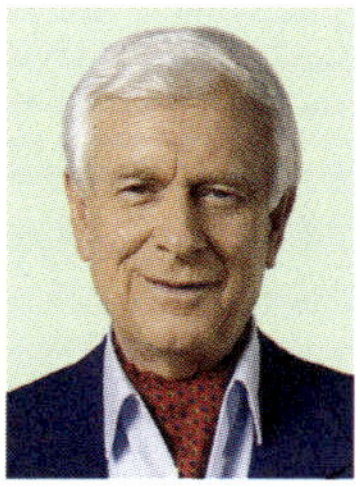

Schlank, fit & gesund mit Enzymen

Ein Vorwort

Ohne Enzyme könnten wir nicht leben. Mehr noch: Ohne Enzyme hätte unser Leben gar nicht erst entstehen können. Sie steuern in jeder Sekunde zahllose Stoffwechselvorgänge in unserem Körper und viele andere lebenswichtige Abläufe. Man spricht daher auch von Biokatalysatoren. Man kennt heute tausende solcher Enzyme. Sie tragen Namen wie Bromelain, Rutosid, Trypsin. Und sie leisten Unwahrscheinliches. Dazu ein paar Beispiele: Enzyme helfen unserem Immunsystem bei der Abwehr von Krankheitserregern. Sie sorgen dafür, dass das Blut nach einer Verletzung zügig gerinnt. Sie sind dafür verantwortlich, dass ein Bluterguss schnell wieder abgebaut wird. Sie machen es möglich, dass unsere Verdauung reibungslos abläuft. Ohne Enzyme könnten wir kein Eiweiß, keine Kohlenhydrate, keine Fette zerlegen und verwerten. Aber auch unsere Atmung und die unentwegte Energiegewinnung werden von Enzymen bestimmt. Eine Heerschar von Enzymen steht in unserem Körper im Einsatz, um Gifte und Schadstoffe abzutransportieren.

Viele gesundheitliche Störungen entstehen, weil im Organismus zu wenige Enzyme aktiv werden. Im Laufe des Lebens lässt nämlich die Enzymproduktion nach. Vor allem ältere und kranke Menschen haben einen Enzymmangel. Aus dieser Erkenntnis heraus hat die moderne Medizin die Enzymtherapie entwickelt. Mit von außen zugeführten Enzymen in Form von Enzym-Kombinations-Präparaten aus der Apotheke wird eine Reihe von Krankheiten und Alltagsbeschwerden erfolgreich bekämpft.

Die eingenommenen Enzyme gelangen über den Darm in den Blutkreislauf und werden von dort im ganzen Körper verteilt. Die Behandlungsmethode ist nebenwirkungsfrei.

- Herkömmliche Medikamente unterdrücken chronische Entzündungen. Mit Enzymgaben wird der natürliche Ablauf der Entzündung unterstützt und beschleunigt. Die Selbstheilungskräfte werden mobilisiert.
- Enzyme stärken die natürlichen Abwehrkräfte.
- Bei einem zünftigen Schnupfen schwellen die Schleimhäute schneller ab. Eine Nasennebenhöhlen-Entzündung wird gründlich ausgeheilt. Kopf- und Gliederschmerzen bei einer Erkältung gehen rasch zurück.

- Die entzündungshemmende Wirkung von Enzymen ist auch nach einem Zahnarzteingriff nützlich. Wer etwa vor dem Ziehen eines Weisheitszahnes Enzyme einnimmt, bekommt hinterher keine »dicke Backe«.
- Bei Arthrosen helfen Enzyme, dass die Schmerzen schneller abklingen.
- Die Fließeigenschaft des Blutes wird verbessert. Dadurch kann man kalten Füßen und anderen Durchblutungsstörungen vorbeugen. Aus diesem Grund ist der Einsatz von Enzymen aber auch sinnvoll im Kampf gegen Venenbeschwerden.
- Unser Abwehrsystem kann verrückt spielen und sich gegen den eigenen Körper wenden. Man spricht – wie etwa bei Rheuma und Allergien – von einer Autoimmunerkrankung. Enzyme wirken direkt auf die Schaltstellen der Abwehrkraft und können wieder Ordnung in das System bringen.
- Auch bei Sportverletzungen haben sich Enzyme bewährt. Prellungen, Muskelkater, Schwellungen, Verstauchungen und Zerrungen heilen schneller aus. Profisportler werden bereits vorbeugend mit Enzymen versorgt.

Mancher wird jetzt fragen: Woher kommen die Enzyme, die man als Dragees einnimmt?

Enzym-Kombinations-Präparate werden überwiegend aus exotischen Früchten – zum Beispiel aus dem Herzstück der Ananas oder aus der Papaya – gewonnen.

Das alles und noch viel mehr werden Sie in diesem Buch erfahren, das der von mir sehr geschätzte Prof. Mag. Bernd Milenkovics geschrieben hat. Sie werden diese faszinierenden Bausteine des Lebens und ihre Arbeit im menschlichen Organismus kennen lernen.

Sie werden aber auch erfahren, wie Sie selbst die Produktion von körpereigenen Enzymen unterstützen können. Darüber hinaus bekommen Sie einen nützlichen Überblick, wie Sie sich mit Enzymen auf natürliche Weise gesund, fit und leistungsfähig halten können und wie Sie bestimmte Enzyme gezielt zur Behandlung von gesundheitlichen Problemen einsetzen können.

Ich wünsche Ihnen viel Freude mit dem Band »Anti-Aging – Mit Enzymen 100 Jahre alt werden«.

Und dazu wieder mein Rat: Probieren Sie es doch einfach einmal aus!

Herzlichst Ihr

Prof. Hademar Bankhofer

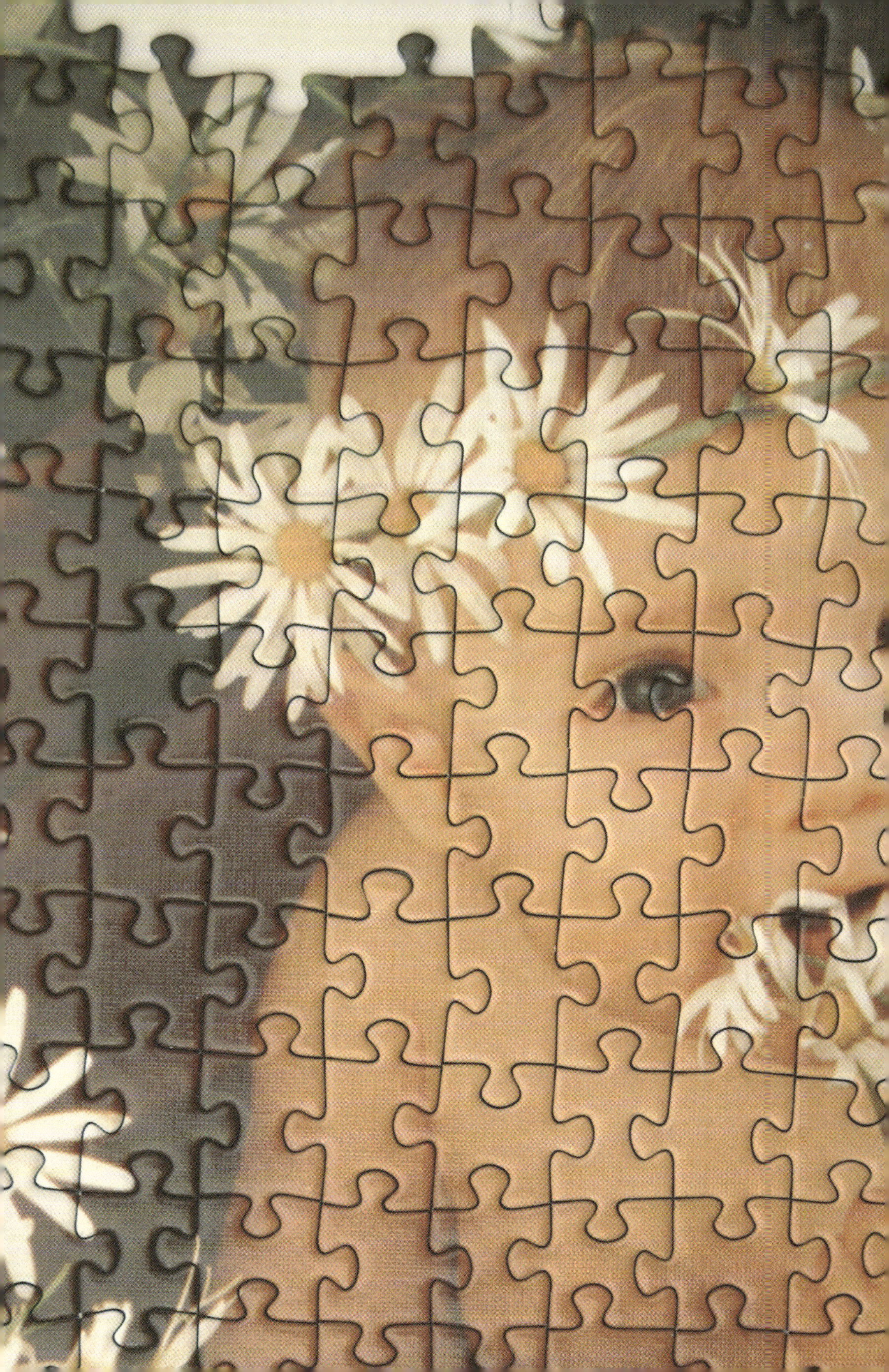

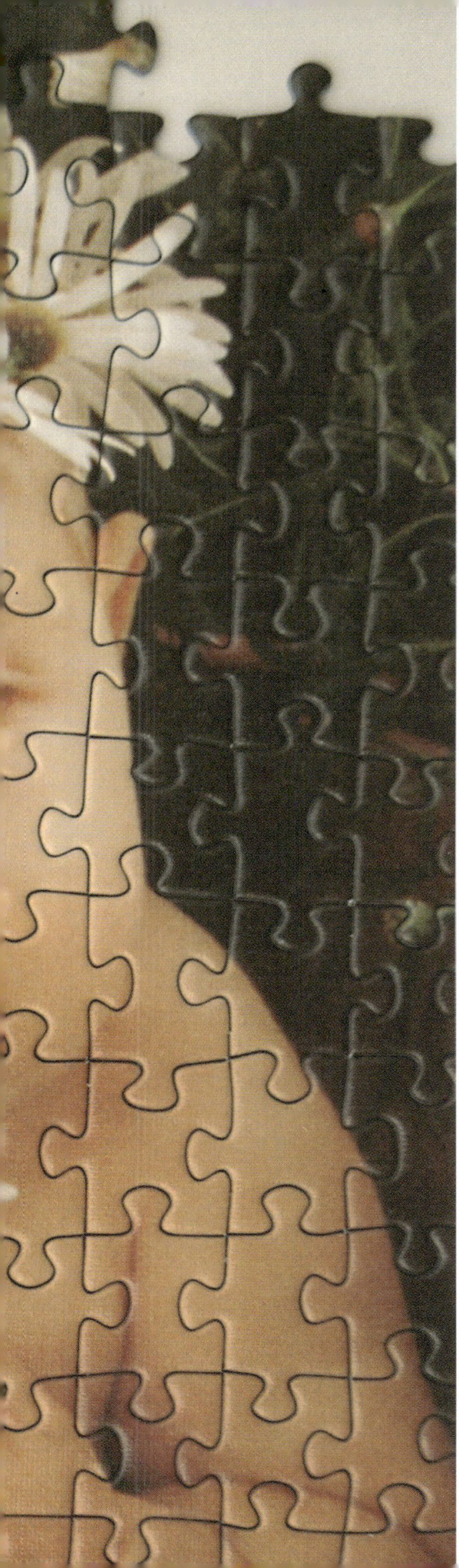

Einleitung

Enzyme – diese »Elixiere«
sind wie ein Teil in einem
Puzzle …

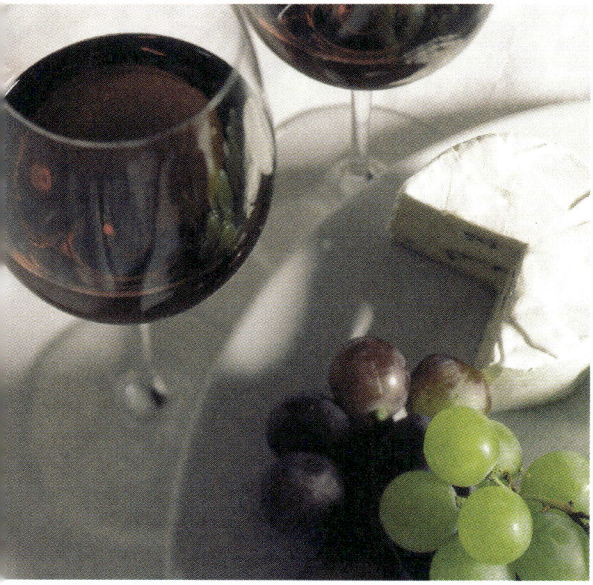

Was sind Enzyme?

Obwohl sie erst vor kurzem entdeckt und enträtselt worden sind, sind sie so alt wie das Leben selbst, welches ohne ihr Wirken nicht hätte entstehen können. Seit jeher wusste man, dass frisch gepresster Traubensaft nach einiger Zeit seine Süße verliert und sich in Wein verwandelt. Und das geschieht mit allen lebendigen Substanzen – in einem ständigen Kreislauf von Entstehen, Reifen und Verfallen. Früher glaubte man, ein bestimmter Stoff sei für diesen Prozess verantwortlich, man gab ihm den Namen »Elixier«.

Die Alchimisten suchten schon danach, glaubten sie doch, damit nicht nur Lebensprozesse zu steuern und Krankheiten zu heilen, sondern auch unedle Metalle in Silber oder Gold verwandeln zu können.

Grundsätzlich waren diese Annahmen richtig, denn Enzyme sind einfach Kuppler in einem chemischen Geschehen.

Wenn wir Milch betrachten, so entsteht durch Enzyme eine trübe Flüssigkeit, in der winzig kleine Fetttröpfchen verteilt sind, obwohl Wasser und Fett chemisch getrennt bleiben. Gelänge es unserem Körper nicht, das Fett wasserlöslich zu machen, könnte er es nicht verwerten. Wenn wir in einem chemischen Labor einen solchen Prozess vollziehen, brauchen wir dazu große Anlagen und entsprechend viel Energie.

Die Natur macht das viel einfacher: Sie fügt zum Wasser und zum Fett einen dritten Stoff hinzu, nämlich ein spezielles Enzym. Dieses geht mit keinem von beiden eine Verbindung ein, bewirkt aber, dass der eine den anderen »akzeptieren« kann. Sobald dieser Prozess vollendet ist, zieht sich dieses Enzym wieder unbeschädigt und unverbraucht zurück.

Unser Organismus braucht solches Verkuppeln nicht nur bei Stoffen, die sich abstoßen, sondern verwendet Enzyme noch viel häufiger zur Beschleunigung komplizierter biochemischer Prozesse – zum Beispiel beim Atmen, wo der Sauerstoff aus der Luft ins Blut gelangt. Das Eisen der roten Blutkörperchen nimmt den Sauerstoff auf, und wird dabei oxidiert. Das Faszinierende daran ist, dass dieser Vorgang sofort wieder rückgängig gemacht wird, sobald der Sauerstoff sein Ziel erreicht hat.

In der Natur beginnt Eisen an der Luft nach einiger Zeit zu rosten, und dieser Vorgang ist nahezu irreversibel. Während wir atmen, passieren das Rosten (Oxidieren) und das Rückgängigmachen blitzschnell, das ist die Arbeit der Enzyme.

Jedes Enzym hat eine bestimmte Aufgabe

Es sind die Wunder-Substanzen des Lebens: Wer krank ist, den heilen sie, wer Schmerzen hat, dem verschaffen sie Linderung. Enzyme sind die Power-Substanzen, auf die immer mehr Menschen schwören, ohne eigentlich genau zu wissen, was Enzyme sind, woher sie kommen und wie sie wirken.

Enzyme

- sind unerlässlich für chemische Reaktionen im Körper
- ermöglichen den menschlichen Stoffwechsel
- erhalten unsere Gesundheit und unser Wohlbefinden

Tatsache ist: Enzyme sind hochaktive Substanzen, die chemische Reaktionen im Körper erst ermöglichen oder beschleunigen. Der menschliche Stoffwechsel würde ohne Enzyme überhaupt nicht funktionieren.

Wir haben in unserem Organismus allerdings nicht nur ein Enzym, das jeweils eine bestimmte Aufgabe erledigt. Die Wissenschaft vermutet etwa 12.000 Enzyme (3.000 sind bereits identifiziert), wovon jedes seine ganz spezifische Arbeit zu erfüllen hat. Es gibt keinen einzigen Verdauungsprozess, an dem Enzyme nicht beteiligt wären. Wir könnten weder Kohlenhydrate noch Eiweiß oder Fett verwerten und ins Blut aufnehmen, würden Enzyme nicht diese Arbeit ausführen und beschleunigen. Sie sind jedoch nicht nur für unseren Stoffwechsel von großer Bedeutung, sondern auch für unsere Gesundheit und unser Wohlbefinden: Enzyme bewirken, dass nach einer Verletzung das Blut gerinnt. Sie sorgen allerdings auch dafür, dass das Stocken des Blutes nur im Notfall eintritt, das Blut aber ansonsten in unseren Adern flüssig bleibt.

Enzyme als Reinigungstruppe im Körper

Noch wichtiger sind die Biokatalysatoren als »Putzkolonne« in unserem Organismus. Sie beseitigen nach einer Abwehrschlacht unseres Immunsystems Viren, Bakterien und Parasiten, die in unseren Körper eingedrungen sind und vernichtet wurden. Die abgetöteten Krankheitserreger müssen wieder aus unserem Körper weggeschafft werden, weil sie unseren Organismus sonst »verschmutzen« und sie beim Verbleiben Arteriosklerose, Rheuma und dergleichen verursachen können. Enzyme sind besonders wirksame Waffen im Kampf unseres Körpers gegen Viren, die sie vor allem dann vernichten können, wenn sie sich noch nicht in einer unserer Zellen eingenistet haben, um sich darin vermehren zu lassen.

Unser Organismus produziert laufend große Mengen dieser wertvollen Biokatalysatoren.

Schon wenn wir den Weg unserer Nahrung im Körper verfolgen, sehen wir, dass pausenlos Enzyme an der Arbeit sind: Wenn wir ein Stück Brot kauen, sind sie bereits im Speichel und bewirken, dass dieses Stück Brot mit jeder Kaubewegung immer süßer wird, das ist die Umwandlung von Stärke in Zucker. Auch unser Magen schüttet beim appetitanregenden Anblick einer Speise neben der Salzsäure verschiedene Enzyme – zum Beispiel das Pepsin – aus, die vor allem das in der Nahrung enthaltene Eiweiß zerlegen. Die Bauchspeicheldrüse als größte Enzymquelle produziert täglich bis zu fünf Liter eines Gemisches wertvollster Enzyme, und auch im Dünndarm werden nochmals Enzyme über den passierenden Nahrungsbrei gegossen.

Sind Enzyme heute wichtiger als früher?

Wenn wir unseren Körper mit hochwertigem Eiweiß versorgen, dann liefern wir ihm einen wichtigen Baustoff, den er zur Herstellung von Enzymen benötigt. Aber auch Mineralstoffe, Spurenelemente und Vitamine sind wichtige Enzymbestandteile.

Nun stellt sich die Frage, wieso das Thema Enzyme gerade jetzt so aktuell ist und warum sie heute wichtiger sein sollten als früher? Wir brauchen heute tatsächlich mehr Enzyme als frühere Generationen. Das hängt mit unserer Ernährung zusammen, aber auch damit, dass unser Essen mit Zusatzstoffen und Rückständen belastet ist. Vor allem aber hat es mit einem schnelleren Lebenstempo, erhöhtem Stress und mit unserer Lebensweise zu tun. Viele stellen schon um das vierzigste Lebensjahr fest, dass ihr Stoffwechsel nicht mehr reibungslos funktioniert. Verstopfung, Blähungen und Verdauungsstörungen sind die Signale, durch die uns unser Körper zu verstehen gibt, dass unser Enzymsystem nicht mehr richtig arbeitet, weil die körpereigene Enzymproduktion nachlässt.

Unsere Lebensmittel sind enzymarm geworden. Enzyme sind hitzeempfindlich. Sie vertragen Kochen, Pasteurisieren und Erhitzen nicht und werden schon bei einer Temperatur um 50 Grad Celsius zerstört. Unsere Vorfahren haben früher Obst und Gemüse direkt vom Baum oder aus dem eigenen Garten – also frisch geerntet – zu sich genommen, das reich an Enzymen war. Wenn wir heute etwas zu uns nehmen, war es meist mehrere Tage oder noch länger zu uns unterwegs.

Wissenschaftliche Studien belegen, dass wir unserem Körper, falls er unter Enzymmangel leidet, diese Enzyme zuführen können. In der Anti-Aging-Medizin sind sie genauso wichtig wie in der plastischen Chirurgie, um Narben zu vermeiden. Für eine geregelte Verdauung werden sie ebenso eingesetzt wie in der Arteriosklerosevorbeugung und in der Rheumabehandlung. Nicht zuletzt haben sich Enzyme in der Virusbekämpfung bewährt, und in der Vorbeugung und Nachsorge von Krebserkrankungen spielen sie eine wichtige Rolle.

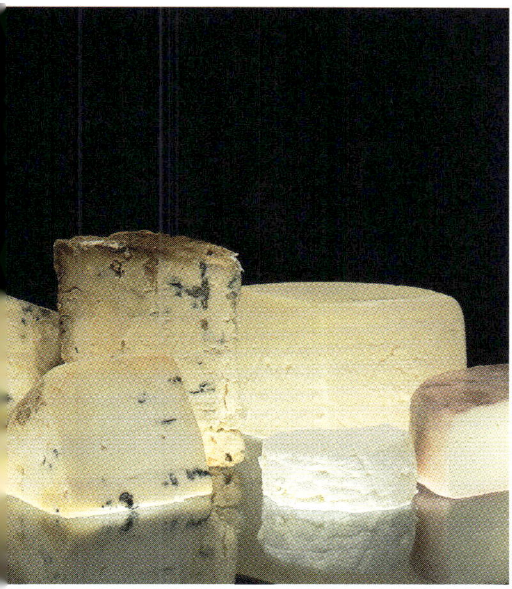

Geschichtliches

Der französische Chemiker Louis Pasteur hat als erster das Vorhandensein von Mikroorganismen entdeckt und erkannt, dass biologische Veränderungen in lebenden Geweben wie zum Beispiel Gärung und Fäulnis durch mikroskopisch kleine Lebewesen zustande kommt. Es dauerte von dieser Erkenntnis an wiederum einige Jahrzehnte bis man feststellte, dass nicht diese Mikroorganismen, Bakterien, Pilze oder Hefen die Gärung – wie zum Beispiel die Verwandlung von Milch in Käse oder die Fäulnis – wie etwa das Ungenießbarwerden von Obst und Gemüse – verursachen, sondern deren ausgeschiedene Enzyme. Deshalb nannte man diese Wirkstoffe »Fermente«, was so viel wie »Gärstoffe« bedeutet.

Schon zu Beginn des 19. Jahrhunderts entdeckte man das Ferment Pepsin im Magensaft, um die Mitte des Jahrhunderts das Trypsin und in weiterer Folge die fettspaltenden Lipasen. Trotz ihrer Entdeckung war man sich lange Zeit nicht über deren Bedeutung im Klaren.

> Die chemische Struktur eines Enzyms (»Ferment«) wurde erst 1926 bestimmt.

Erst 1926 gelang es erstmalig, ein Ferment in Reinkultur herzustellen und auch dessen chemische Struktur aufzuklären.

Heute wissen wir außerdem: Jedes Enzym ist auf eine einzige Katalysatorwirkung beschränkt, und bei einem Ausfall kann kein anderes dessen Funktion übernehmen. Ebenso ist bekannt, dass jedes Enzym ein Anti-Enzym besitzt – dieses kann in bestimmten Situationen die Wirkung seines Gegenspielers neutralisieren. So gibt es neben den Enzymen, die nach einer blutenden Verletzung für die Gerinnung sorgen, deren Gegenenzyme, die im Normalfall das Blut flüssig halten und so eine gefährliche Gerinnung im Gefäßsystem verhindern.

Prof. Max Wolf – der Vater der Enzymtherapie

Ein Name, welcher in der Enzymforschung immer wieder auftaucht, ist Prof. Dr. Max Wolf. 1885 in Wien geboren, studierte er Medizin und beschäftigte sich nach seinem Studium mit der Erforschung der Enzyme.

Nachdem Dr. Wolf nach Amerika ausgewandert war, schrieb er ein Buch über Endokrinologie, das schnell zu einem Fachbuch-Bestseller wurde. Er avancierte rasch zu einem prominenten Arzt der amerikanischen High Society. Persönlichkeiten wie Rockefeller, der US-Außenminister John F. Dulles, Picasso, die Filmstars Rudolfo Valentino, Greta Garbo, Marilyn Monroe und Gary Cooper zählten zu seinen Patienten. In seinen Studien über die Enzyme traf er auf den Wiener Arzt Prof. Dr. Ernst Freund, der in der Krebsbehandlung völlig neue Wege ging.

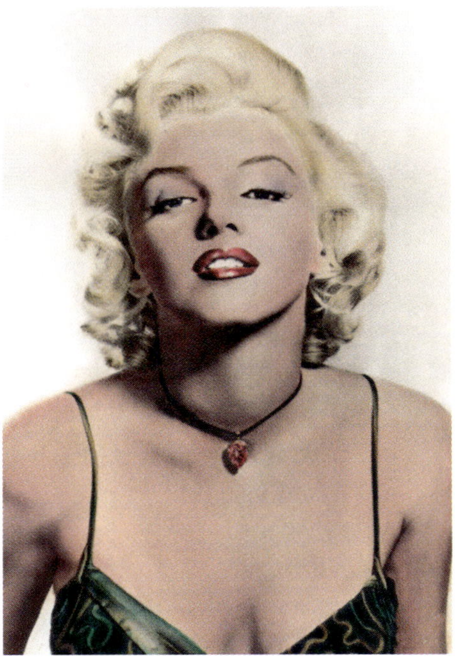

Prof. Freund verordnete seinen Patienten eine eigene Krebsdiät, durch die sie größere Überlebenschancen besaßen. Dabei entdeckte er auch, dass im Blut von gesunden, also krebsfreien Menschen eine Substanz vorhanden war, welche imstande ist, Krebszellen aufzulösen, die jedoch im Blut krebskranker Patienten vollkommen fehlte. Diese Substanz konnte er aus dem Blut gesunder Menschen isolieren.

Dr. Max Wolf war von der Entdeckung dieser krebsauflösenden Substanz fasziniert und kam bald dahinter, dass sie hauptsächlich aus eiweißauflösenden Enzymen bestand. Der inzwischen in New York lebende Arzt entschloss sich nun, unterstützt vom späteren US-Außenminister Dulles, ein Institut zu gründen, das sich der intensiven Erforschung der Enzyme widmete.

Zusammen mit seinen Mitarbeitern erforschte er viele Jahre hindurch die Wirkung von Enzymen, zuerst an Tumoren, später auch als Heilmittel gegen Viren, als Entzündungshemmer, als wirksames Mittel gegen Arteriosklerose und auch als Schmerzmittel. Die Forscher in seinem Institut erprobten immer wirksamere Enzyme und entwickelten schließlich eine Kombination aus pflanzlichen und tierischen Enzymen. Dieses »Wundermittel« führte

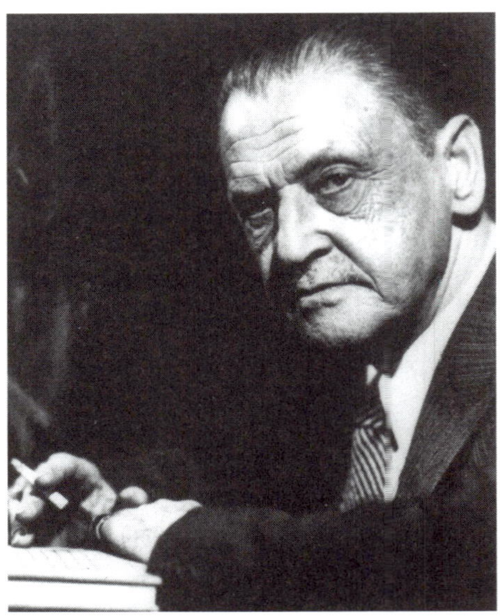

William Somerset Maugham

dazu, dass sich die amerikanische Prominenz in Dr. Wolfs Praxis die Türklinke in die Hand gab.

So kam auch der Dichter Somerset Maugham mit schweren Verdauungsstörungen, häufigem Erbrechen und Druck in der Magengegend zu ihm. Genauere Untersuchungen ergaben, dass Maugham an einem kindskopfgroßen Tumor am Magenausgang litt. Da er eine Operation ablehnte und eine Bestrahlung unzweckmäßig erschien, verabreichte ihm Dr. Wolf sein Enzympräparat. Erstaunlicherweise löste sich der Tumor völlig auf und war auch auf dem Röntgenbild nicht mehr zu sehen. Der Dichter, damals 75 Jahre alt, lebte danach noch 17 Jahre gesund und munter weiter.

Dr. Max Wolf konnte zwar noch die ersten Erfolge seiner Therapie erleben, aber die weitere Entwicklung der Enzymtherapie ging an ihm vorüber. Bevor er seine Studien zu Ende bringen konnte, musste er im Jahr 1937, um seiner Verfolgung und Verhaftung zu entgehen, nach London flüchten, wo er kurz darauf verstarb.

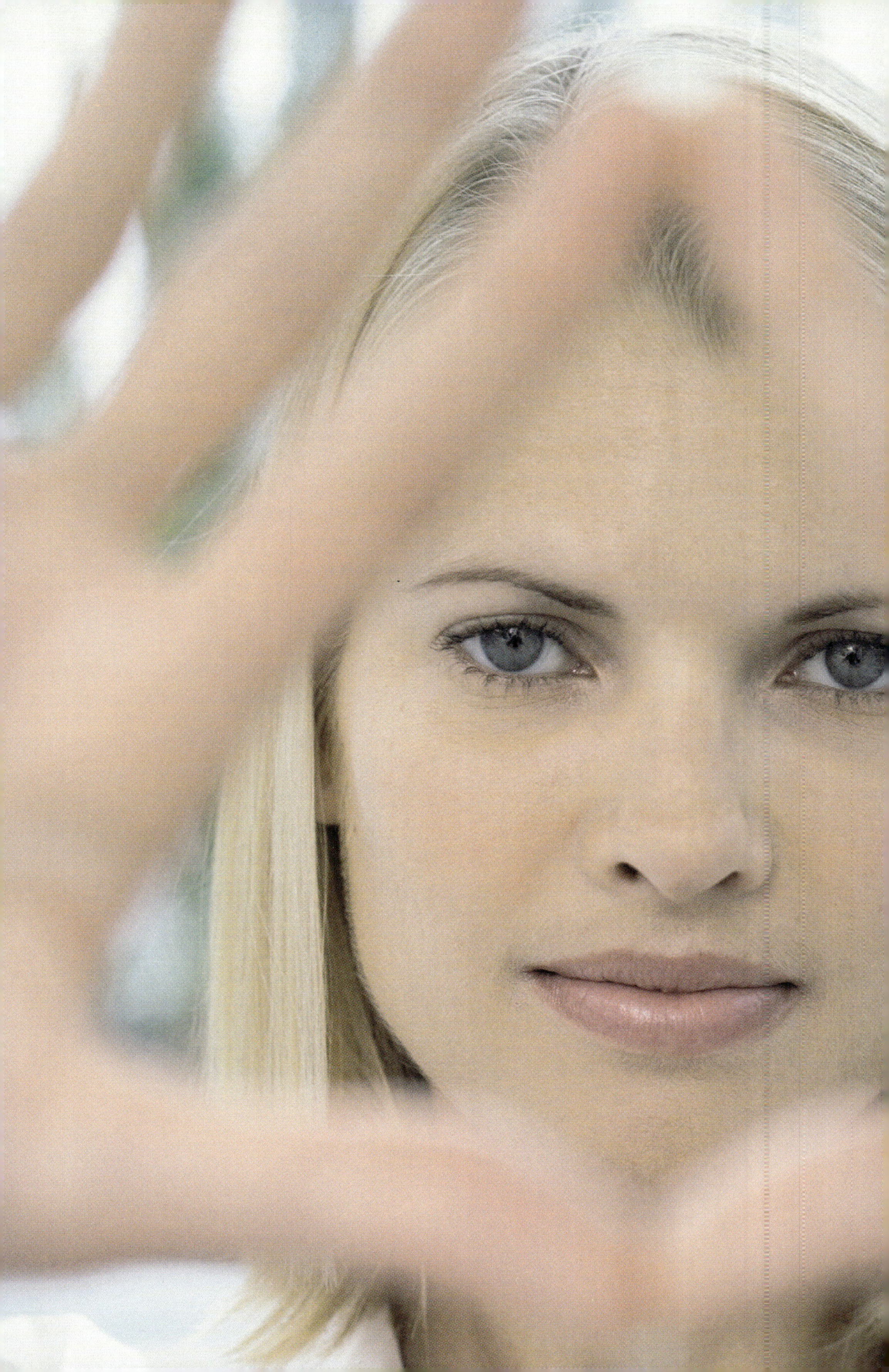

Aufbau, Funktion und Wirkung von Enzymen

Enzyme sind ein kleines Wunderwerk der Natur: Sie bieten Schutz vor Krankheiten, helfen bei der Heilung von Verletzungen und halten länger jung.

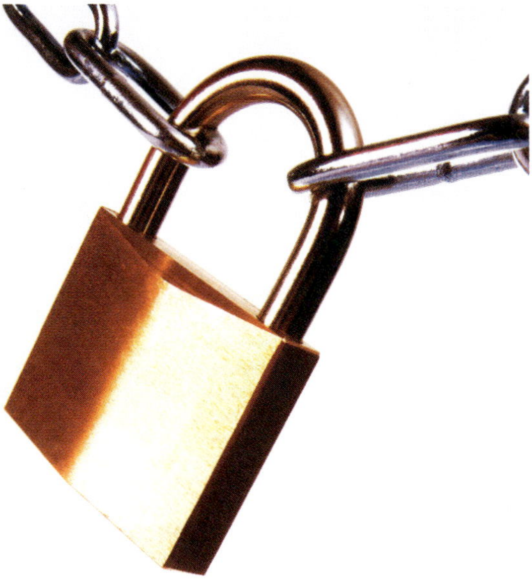

Enzyme – ein Wunderwerk der Natur

Aus der Sicht des Biochemikers sind Enzyme einfache oder zusammengesetzte Eiweißkörper, die in lebenden Zellen oder in Körperflüssigkeiten gebildet werden und biochemische Reaktionen beschleunigen.

Diese trockene Definition lässt kaum die Vermutung zu, dass es sich bei Enzymen um ein kleines Wunder der Natur handelt. Stellen Sie sich vor: Unser Körper besteht aus rund 70 Billionen Zellen und diese jeweils wieder aus mindestens einer halben Million Bestandteilen. Wenn man sich vor Augen führt, dass alle diese Einzelteile nur durch Enzyme zusammengefügt, verändert oder zerlegt werden können, dann kann man dieses Wunderwerk erahnen.

Unsere Körperenzyme sind Eiweißmoleküle, die aus Aminosäuren bestehen.

Unsere Körperenzyme sind wie alle Eiweißmoleküle aus einer unterschiedlichen Kombination von rund 20 verschiedenen Typen kleiner Moleküle aufgebaut – den Aminosäuren.

Diese Aminosäuren werden wie einzelne Glieder einer Kette zu langen Aminosäuregebilden verknüpft, die unter dem Elektronenmikroskop wie eine Art Knäuel aussehen. An einer Stelle bildet sich ein aktives Zentrum – das katalytische Herz – in dem sich die gewaltige Kraft des Enzyms verbirgt. Enzyme können aus einer unterschiedlichen Anzahl Aminosäuren (zwischen 50 und 1.000) aufgebaut sein.

Die Gene sind verantwortlich für die Enzymbildung

Die unterschiedlichen und charakteristischen Enzyme eines jeden Lebewesens werden von ganz bestimmten Genen im Zellkern jeder einzelnen Zelle gebildet. Das heißt, die Information für den genauen Bauplan dieser Wunderwerke ist im Erbgut jeder einzelnen Zelle gespeichert.

Störfaktor: Defekte Gene bilden keine Enzyme

Deshalb kann aber wiederum ein Defekt in diesen Genen zur Veränderung, zu einem Mangel oder gar zur Nicht-Herstellung eines Enzyms führen. Durch die Gene hat die Natur vorgesehen, dass uns alle Enzyme vererbt werden, die wir benötigen. Leider können sich im Laufe der Evolution Fehler in dieses Erbgut einschleichen, die einen teilweisen oder völligen Enzymausfall zur Folge haben können. Ein Gen-Defekt liegt zum Beispiel bei der Bluterkrankheit (Hämophilie) vor, die ihrerseits nur von Töchtern vererbt wird, ohne dass diese selbst daran erkranken. Deren Söhne können jedoch das Enzym Thrombin nicht bilden, das für die Blutgerinnung äußerst wichtig ist, weil es den Blutklebstoff Fibrin entstehen lässt. Schon die kleinste Blutung ist für einen Bluter lebensbedrohend, weshalb er sich das fehlende Enzym ein Leben lang spritzen muss.

Es gilt aber als gesichert, dass einige Menschen wegen eines Gen-Defektes mit dem Mangel gewisse Enzyme herzustellen, geboren werden. Sie leiden unter den so genannten Enzymdefekten. Eine der häufigsten angeborenen Enzymdefekte ist die Phenylketonurie. Sie wird bei einem von zehntausend Säuglingen beobachtet, wobei der Körper nicht imstande ist, gewisse Aminosäuren umzubauen, weil das entsprechende Enzym fehlt oder unwirksam ist. Ein nicht sofortiges Behandeln des Fehlers führt über kurz oder lang zum Schwachsinn.

Ein großer Teil aller Japaner leidet unter dem Fehlen des erforderlichen Enzyms zum Abbau von Alkohol – der Aldehyd-Dehydrogenase. Dies führt beim Alkoholkonsum zu heftigen Überreaktionen, starker Erregbarkeit und einem gewaltigen Kater.

Auch Frauen sind nicht imstande, dieses Enzym in größerer Menge zu bilden, was auch erklärt, warum Frauen im Vergleich zu Männern bei gleichem Körpergewicht nur rund die halbe Menge Alkohol vertragen können.

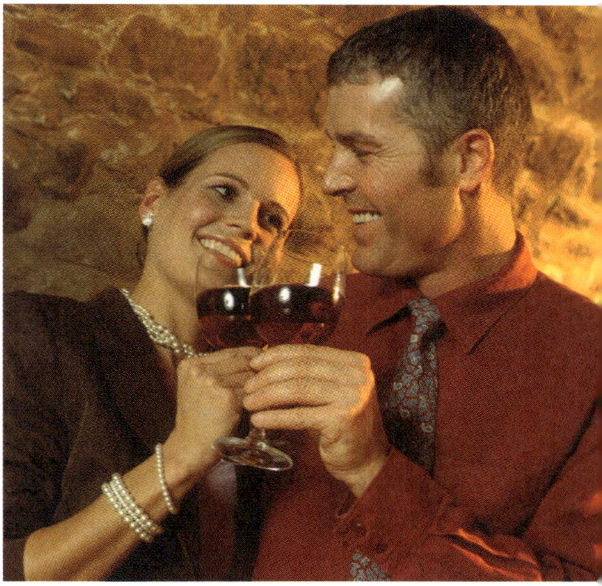

Die phänomenale Arbeitsweise der Enzyme

Ganz genau kann heute noch keine Theorie erklären, warum Enzyme komplizierte biochemische Prozesse auf so überraschende Weise beschleunigen können. Trotzdem wissen wir von vielen Enzymen, in welchen Stoffwechselvorgang sie eingreifen und was das Ergebnis dieser Aktivität ist.

Hauptaufgaben der Enzyme:

- Aufbau,
- Reparatur,
- Erneuerung von Zellbausteinen

Die häufigsten Aufgabenbereiche betreffen den Aufbau, die Spaltung, die Reparatur oder die Erneuerung von Zellbausteinen.

Betrachten wir zum Beispiel ein Enzym, das nur spalten kann: Zuerst zerlegt es ein Molekül in zwei Teile. Einer dieser Teile wird weiter zu einem neuen Molekül verändert, der andere Teil wird als Abfall entsorgt. Das spaltende Enzym geht aus diesem Vorgang völlig unbeschadet hervor und sucht sich ein neues zu spaltendes Molekül.

Enzyme, die das Programm »Zusammenbauen« in sich haben, suchen unentwegt nach Zellbausteinen, mit denen sie sich zu einem Komplex verbinden können. Aus diesem Komplex entsteht schließlich ein neues Produkt, wobei das Enzym wieder unverändert aus diesem Vorgang hervorgeht.

Die 6 Gruppen der Enzyme

Aufgrund ihrer Wirkungsweise können wir die Enzyme in sechs große Gruppen einteilen:

1. Die **Oxidoreduktasen**, die sich aus der Untergruppe der Dehydrogenasen und Oxydasen zusammensetzen, ermöglichen die Oxidation und Reduktion, indem sie Sauerstoff und Wasserstoff aus Molekülen herauslösen. Oxidation bedeutet in diesem Zusammenhang nicht nur den Vorgang der Verbrennung, sondern allgemein den Verlust von Elektronen, wobei der Körper Energie erzeugt. Reduktion ist das Gegenteil davon und beschreibt die Aufnahme von Elektronen in Atome und Atomgruppen.
2. Die **Transferasen** beschäftigen sich damit, ganze Atomgruppen von einem Molekül auf ein anderes zu übertragen.
3. **Hydrolasen** bestehen aus drei Untergruppen, den Glykosidasen, den Esterasen und den Proteasen. Wie schon aus der Bezeichnung »Untergruppen« zu entnehmen ist, spalten die Hydrolasen die großen Moleküle von Zucker (Glykosidasen), Fett (Esterasen) und Eiweiß (Proteasen) in kleinere Bestandteile, wobei sie Wassermoleküle entweder einlagern oder wegnehmen können.
4. **Lyasen**. Die Enzyme dieser Gruppe bilden oder lösen Doppelbindungen zwischen Atomen durch Anlagerung oder Abspaltung von chemischen Gruppen.
5. **Isomerasen** bauen Moleküle um und verändern die Molekülstruktur, ohne jedoch Wasser oder andere chemischen Gruppen hinzuzufügen oder wegzunehmen.
6. **Ligasen**. Zu dieser Enzymgruppe gehören die DNS-Ligasen, die Synthetasen und die Carboxylasen. Sie fügen bestimmte Molekülgruppen zusammen, wofür sie Energie benötigen.

Wie läuft das im Einzelnen ab?

In einer einzigen Zelle laufen oft mehrere hundert verschiedene Stoffwechselvorgänge zeitgleich ab, die alle durch ganz bestimmte Enzyme in Gang gesetzt und zu Ende gebracht werden. Es ist leicht auszumalen, welche fatalen Folgen es hätte, wenn die Enzyme ziel- und planlos auf jeden x-beliebigen Zellbaustein zugreifen und ihn einfach umbauen würden. Deshalb hat es die Natur so gelöst, dass sich das jeweilige Enzym lediglich mit ganz bestimmten Partnern verbindet. Nur ein solcher Idealpartner besitzt die richtige Passform, die sozusagen wie ein Schlüssel ins Schloss passt. Durch eine genau definierte Andockstelle im Enzym wird der Idealpartner rasch aus dem großen Angebot aus Konkurrenten herausgefunden, und umgehend setzen die notwendigen Umwandlungsprozesse ein. Wie bei einem Puzzle können sich nur die Partner verbinden, die eine ideale Passform aufweisen.

Enzyme und Co-Enzyme

Jedes Lebewesen stellt seine für ihn wichtigen Enzyme permanent und in großer Zahl selbst her. Dabei gibt es allerdings eine Einschränkung: Für die Produktion einer gewissen Zahl von Enzymen benötigt es ein wichtiges Ergänzungsstück, das Co-Enzym. Co-Enzyme sind in der Regel meist kleinere Moleküle, die im Gegensatz zu den Enzymen am Ende ihrer Tätigkeit nahezu immer verbraucht werden, und deshalb ständig regeneriert und neu bereitgestellt werden müssen. Wobei, und das verkompliziert das Ganze, das zur Herstellung der Co-Enzyme benötigte Ausgangsmaterial von unserem Körper nicht selbst gebildet werden kann. Deshalb müssen wir es ihm durch die aufgenommene Nahrung zur Verfügung stellen.

Dieses wichtige Ausgangsmaterial kennen wir alle: es sind die Vitamine, Spurenelemente und Mineralstoffe. Von den Vitaminen sind als Co-Enzyme hauptsächlich die Vitamine der B-Gruppe sowie die Ascorbinsäure (Vitamin C) zur Bildung erforderlich. Von den Spurenelementen werden insbesondere Kupfer, Wismut, Nickel, Mangan, Molybdän, Selen und Zink benötigt, von den Mineralstoffen Magnesium, Natrium und Kalium. Wenn man allein das Spurenelement Zink betrachtet, das hauptsächlich in Vollkornprodukten enthalten ist, steht es als Co-Faktor zur Bildung von über 80 Enzymen bereit.

Was passiert bei einem Vitalstoffmangel?

Ist es uns nicht möglich, weil wir uns nicht ausgewogen ernähren, unseren Körper mit diesen wichtigen Baustoffen zu versorgen, dann bringen wir dadurch in erster Linie unseren Enzymhaushalt in Unordnung.

> Schon lange ist bekannt, dass ein Mangel an bestimmten Co-Enzymen, zum Beispiel Vitamin B12, zur Blutarmut, ein Mangel von Vitamin B1 zu Beriberi führt oder ein Mangel von Vitamin C die Elastizität unserer Blutgefäße beeinträchtigt und auch Zahnausfall zur Folge hat.

Ein Co-Enzym, das in letzter Zeit immer wieder in Medienberichten auftaucht, ist das Co-Enzym Q (Ubichinon). Es hat einen vitaminähnlichen Aufbau und ist für den Stoffwechsel und für die Atmung, vor allem in Muskelzellen, von großer Bedeutung. Aus den wissenschaftlichen Untersuchungen lässt sich ableiten, dass mit zunehmendem Alter die Bildung von Q für den Menschen immer schwieriger wird. Ein Mangel an diesem Co-Enzym drückt sich in Müdigkeit, Energie- und Antriebslosigkeit aus.

Weiters wird aufgrund der Untersuchungsergebnisse vermutet, dass ein Fehlen des Co-Enzyms Q auch das Risiko für Herzerkrankungen, Durchblutungsstörungen oder Arteriosklerose ansteigen lässt. Dabei kann mit gezielter richtiger Ernährung – Pilze, Muscheln und Hefe sind pflanzliche Lieferanten – oder auch mit entsprechenden Nahrungsergänzungsmitteln einem Mangel leicht abgeholfen werden.

Das Prinzip der kleinen Schritte

Wir wissen jetzt, dass in unserem Körper mindestens 3000 fleißige Biokatalysatoren gemeinsam mit weiteren aktiven Kollegen einen ständigen Auf- und Abbau unserer Zellen und Zellbestandteile zuwege bringen. Unser Körper produziert alle benötigten Zellbausteine immer nur stufenweise. Alle laufend neu gebildeten Enzyme lagern, solange sie nicht gebraucht werden, nur als Zwischenprodukte im Körper, weshalb Tausende von diesen zu aktivierenden Vorläufern der Enzyme in unserem Körper auf ihren Einsatz warten.

Genauso wie in unserem Körper bestimmte Vorgänge gehemmt oder ganz abgeblockt werden können, ist es auch möglich, dass umgekehrt Vorgänge aktiviert und in Gang gehalten werden.

Enzyme brauchen bestimmte Arbeitsbedingungen

Diese außerordentliche Leistung unserer Enzyme setzt optimale Arbeitsbedingungen voraus. So benötigen sie, um ihre höchste Aktivität zu entwickeln, eine Temperatur von 37 Grad Celsius, was normalerweise unserer Körpertemperatur entspricht. Aber schon bei Temperaturen über 38 Grad Celsius sind sie nicht mehr so arbeitsfreudig, und bei hohem Fieber über 40 Grad beginnen die ersten Enzyme zu zerfallen.

Würde unsere Körpertemperatur noch weiter ansteigen, würde das gesamte Enzymsystem zusammenbrechen. Deshalb sind Temperaturen über 40 Grad, also hohes Fieber, für uns lebensgefährlich. Umgekehrt bedeutet eine niedrige Temperatur für unsere Enzyme auch verringerte Aktivität. Das ist übrigens der Grund, warum Lebensmittel im Kühlschrank wesentlich länger frisch bleiben.

Neben der optimalen Temperatur braucht jedes Enzym ein ganz bestimmtes Milieu, entweder eine saure oder eine basische Umgebung (pH-Wert). Das Verdauungsenzym Pepsin entwickelt beispielsweise seine volle Wirksamkeit nur im sauren Milieu des Magens. Sollte durch falsche Ernährung oder durch eine Krankheit das Säureverhältnis nicht mehr im richtigen Bereich sein, dann kann das Pepsin seine Arbeit nicht mehr verrichten.

Sind die beiden wichtigsten Voraussetzungen – richtige Temperatur und idealer pH-Wert – für unsere Körperenzyme erfüllt, dann kann jedes einzelne zigtausende seiner ihm zugedachten Arbeitsschritte pro Minute schaffen. Ein Enzym, das sehr »gemütlich« arbeitet, ist das Lysozym. Es vernichtet Bakterien und bringt es auf rund 30 Vernichtungsvorgänge pro Minute, während eines der rasenden Enzyme, die Carboanhydrase, bei optimalen Bedingungen in jeder Minute unglaubliche 36 Millionen Bausteine verändern kann.

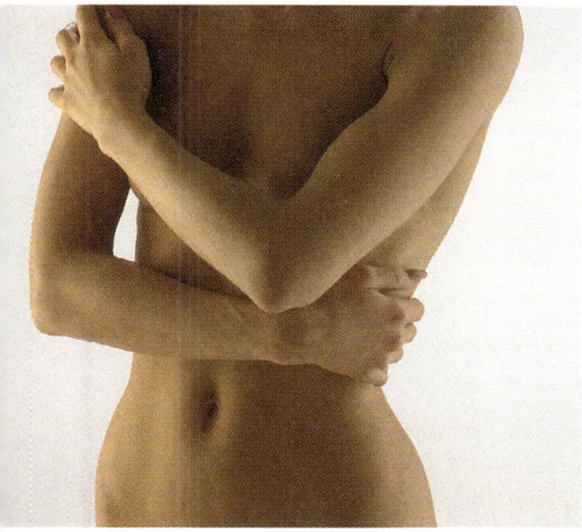

Die vielfältigen Aufgaben unserer Körperenzyme

Enzyme in Verdauung und Stoffwechsel

Beim Wort »Enzyme« denken die meisten Menschen zuerst an Verdauungsenzyme, das deshalb, weil sie in diesem Bereich zuallererst gefunden und untersucht wurden.

Verdauung:

- Aufspaltung der Nahrung
  - Energie
  - Baustoffe

Stoffwechsel:

- Verwertung der Nahrung

Der Begriff »Verdauung« umfasst die Aufspaltung der Nahrung in ihre Bestandteile, damit diese einerseits als Energie und andererseits als Baustoffe für neue Zellen in die einzelnen Organe gelangen können. Als »Stoffwechsel« bezeichnen wir die Verwertung von verdauter Nahrung.

Ganz gleich, wie gesund oder ungesund wir uns ernähren, wir nehmen fast nichts anderes als unterschiedliche Mengen von Eiweiß, Fett und Kohlenhydraten zu uns. Um diese drei Grundstoffe in ihre verwertbaren Bestandteile zu zerlegen, benötigen wir drei Enzymgruppen: Die eiweißspaltenden Proteasen, die fettspaltenden Lipasen und die kohlenhydratspaltenden Amylasen.

So funktioniert unsere Verdauung

Wenn wir unser Essen beim Kauen gründlich zerkleinern – 10 bis 15 Kauvorgänge sind dazu notwendig – und es mit unserem Speichel vermischen, beginnt der erste Schritt der Verdauung bereits im Mund. Die Amylasen zerlegen die Kohlenhydrate in ihre kleinsten Bestandteile, den Zucker, weshalb Brot nach längerem Kauen süß schmeckt. Nach dem Kauvorgang gelangen die schon teilweise aufgespalteten Kohlenhydrate gemeinsam mit Eiweiß und Fett in unseren Magen.

Bevor der Magen mit seiner Arbeit beginnt, schickt er bereits Eilboten (bestimmte Hormone) aus, die die Bauchspeicheldrüse darüber informieren, dass sie bald mit verstärkter Arbeit zu rechnen hat. Die Kohlenhydrate werden im Magen weiter verarbeitet, das von uns aufgenommene Eiweiß (aus Fleisch, Milch, Eiern,

Fisch und Pflanzen) wird vorverdaut. Dafür produziert unser Körper täglich ein bis zwei Liter Magensaft, der hauptsächlich aus Salzsäure und eiweißspaltenden Proteasen (vorwiegend Pepsin) besteht. Hierbei erfüllt die Salzsäure eine wichtige Aufgabe, indem sie das Pepsin aktiviert, die mit der Nahrung aufgenommen Bakterien abtötet und Mineralstoffen und Spurenelementen durch Salzbildung erleichtert, in die Blutbahn zu gelangen. Brot, Reis und Nudeln, also leicht verdauliche Kohlenhydrate, werden im oberen Teil des Magens verdaut, während Fleisch, Fisch, Eier und Milch vorwiegend im unteren Magenabschnitt zerlegt werden.

Danach gelangt der Speisebrei schubweise in den Zwölffingerdarm, in dem die Enzyme die bis dahin unveränderten Fette zerkleinern und durch den Saft der Gallenblase löslich machen. Die Bauchspeicheldrüse produziert rund eineinhalb Liter Saft, den sie in den Zwölffingerdarm ausschüttet. Vom dort produzierten Enzym Protease können stündlich bis zu 300 Gramm Eiweiß abgebaut werden, die Lipasen sind imstande, bis zu 200 Gramm Fett zu zerkleinern und die Amylasen zerlegen bis zu 300 Gramm Kohlenhydrate.

Das Breigemisch, das aus den wertvollen Bruchstücken unserer Nahrung besteht, wird nun in den Dünndarm geschickt, wo die einzelnen Bestandteile wie auf einem Fließband mit Hilfe von Enzymen durch die Dünndarmwand in den Blutkreislauf gelangen. Der Blutstrom befördert die Kleinstbestandteile der Nährstoffe zu den einzelnen Zellen in unserem Körper, wo sie wieder zu großen Molekülen zusammengesetzt werden. Auch beim Zusammenbau sind wieder die Profis von der Enzymabteilung am Werk. Gleichzeitig stürzt sich eine andere Enzymspezialtruppe auf Schadstoffe unserer Nahrung und auf Abbauprodukte, die unserem Körper nicht zuträglich sind, um diese so umzubauen, dass sie nicht durch die durchlässige Darmwand ins Blut gelangen können.

Diese für unseren Körper unbrauchbaren Reststoffe werden nun eingedickt und landen sozusagen als Sondermüll im Dickdarm. Auf dieser letzten Station unserer Verdauung wird die Arbeit der körpereigenen Enzyme durch Millionen von Untermietern – Bakterien – unterstützt. Die Bakterien verdauen nicht nur den noch verwertbaren Rest, sondern unterwerfen auch das noch Unverdaute einem Gärungs- und Fäulnisprozess. Der von uns ausgeschiedene Kot besteht zum Großteil aus diesen Bakterien und abgestoßenen Darmzellen.

Fortpflanzung, Sexualität und Enzyme

Die faszinierendste Gabe der auf der Erde befindlichen Lebewesen ist es, sich selbst zu vermehren. Auch wenn das jetzt nicht romantisch klingt, unsere Fortpflanzung ist nichts anderes als ein äußerst präzise ablaufender biochemischer Prozess. Die Natur hat ganz bestimmte Nähr- und Eiweißstoffe und viele Enzyme damit beauftragt, unsere Fortpflanzung zu sichern. Dabei geht es erneut um die optimale Versorgung unseres Körpers mit Vitalstoffen, denn Libido und Orgasmus werden nur dann ausgelöst, wenn sich Aminosäuren zu einem ganz bestimmten Knäuel vereinigen. Wenn zum Beispiel nur ein Enzym in diesem Ablauf fehlt, gelangen die männlichen Samenzellen nicht zur weiblichen Eizelle. Zur Befruchtung der Eizelle benötigt die männliche Samenzelle ein bestimmtes Enzym mit dem Namen Akrosin, welches ihr ermöglicht, in die Zellwand der Eizelle einzudringen. Fehlt dieses Enzym, ist die Eihülle eine nicht zu überwindende Festung, und es kommt somit nicht zur Befruchtung und Fortpflanzung. Dieses fehlende Enzym ist im Übrigen eine der häufigsten Ursachen der Zeugungsunfähigkeit des Mannes.

Anti-Aging – Enzyme halten länger jung

Viele Altersforscher sind davon überzeugt, dass der Mensch, verglichen mit Säugetieren viel zu früh alt wird, und damit zu viele Jahre in einer eingeschränkten Lebensqualität verbringt. Wenn wir uns wild lebende Tiere ansehen, dann erkennen wir, dass diese auch im Alter noch sehr kraftvoll und vital sind, und zumeist in der Fülle des Lebens sterben. Für uns Menschen würde das bedeuten, dass wir uns bei Erreichen des gesetzlich vorgeschriebenen Pensionsalters mit 60 bzw. 65 Jahren noch auf der vollen Höhe unserer Leistungsfähigkeit befinden sollten – ohne wesentliche Einbußen an Vitalität und Lebensqualität.

> Der Mensch wird im Vergleich zum Säugetier viel zu früh alt.

Stattdessen setzt bei vielen Menschen der Alterungsprozess schon zwischen dem 30. und 40. Lebensjahr sichtbar ein. Falten, Krähenfüße, Runzeln und Tränensäcke lassen den einen oder anderen an eine Schönheitsoperation denken.

Im Tierreich wachsen sehr viele Vertreter bis zum Augenblick ihres Todes, sodass man an ihrer Größe abmessen kann, wie alt sie wirklich sind. Bei den primitiven Organismen, zum Beispiel den Einzellern, gibt es gar keinen Alterungsprozess. Sie vermehren sich durch Zellteilung und bleiben damit immer wieder jung. Wenn wir so wollen, besitzen sie damit eine gewisse Unsterblichkeit. Sie werden zwar bisweilen vernichtet, aber sie sterben nicht, weil sie eine bestimmte Altersgrenze erreicht haben.

Die menschlichen Zellen hingegen teilen sich nur rund 50-mal. Dann gibt es keine weitere Zellteilung mehr, und damit auch kein Wachstum. Trotzdem kommt es zur Erneuerung menschlichen Gewebes, wo eine Fülle von jungfräulichen Zellen bereitsteht, um den Platz von geschädigten und abgestorbenen Zellen zu übernehmen – und das nach einem genau festgelegten Plan. So nehmen neue Zellen, welche die alt gewordenen Zellen ersetzen, genau deren Größe und Funktion an.

Das Hauptproblem des vorzeitigen Alterns ist wahrscheinlich das Entsorgungsproblem unserer milliardenfachen Zellverbände. Menschliches Gewebe büßt letztlich seine Vitalität und Lebenskraft deshalb ein, weil die Versorgung mit Vitalstoffen über das Blut unzureichend geworden ist, weil die Organe und Zellen nicht mehr das bekommen, was sie zum Leben brauchen und vor allem unser Organismus das nicht los wird, was sich durch den Stoffwechsel an Abfällen angesammelt hat. Wir ersticken sozusagen am eigenen Unrat.

Da die wichtigsten Ordnungskräfte des Körpers die Enzyme sind, hängt es zuerst einmal von ihrer Leistungsfähigkeit ab, ob die Nahrung so umgebaut wird, dass unser Blut und unser Körper sie aufnehmen können. Zweitens sind sie dafür zuständig, dass Abbauprodukte und Schadstoffe unschädlich gemacht werden, ehe diese ihr Zerstörungswerk beginnen.

Enzyme halten auch die Membrane der Zellen gebrauchsfähig, damit die für uns lebenswichtigen Stoffe durch sie hindurch aufgenommen werden können. Sie halten ebenso unsere Adern von Ablagerungen frei, zerlegen den körpereigenen Abfall, damit dieser überhaupt aus dem Körper ausgeschieden werden kann, und sie müssen dafür sorgen, dass sich aus den für uns nützlichen Bestandteilen der Nahrung keine gefährlichen und aggressiven Schadstoffe bilden.

Enzyme zur alltäglichen Selbsthilfe

Da der menschliche Körper ständig Umwelteinflüssen ausgesetzt ist, mit schädlichen Krankheitserregern zu kämpfen hat, Gifte abwehren oder eliminieren soll und Verletzungen so schnell wie möglich wieder heilen sollten, hat uns die Natur die Fähigkeit zur Selbstheilung und zur Regeneration mitgegeben. Dabei sind zwei extrem wichtige Körpersysteme zuständig:

Unser Immunsystem, welches den Körper außen und innen vor allem Schädlichen schützt, und ein sehr effektives Reparatursystem, das die Schäden von außen und von innen ausbessert.

Enzyme schützen unser Blutgefäßsystem

Unser weit verzweigtes und wunderbar funktionierendes Blutgefäßsystem versorgt jedes einzelne Organ und darin jede einzelne Zelle mit Sauerstoff und Nährstoffen, und entsorgt umgekehrt alle Abfallprodukte unserer Zellen. Verletzen wir ein Blutgefäß an einer Stelle, so hört die Blutung nach kurzer Zeit wieder auf. Diejenigen Enzyme, die im Normalfall unser Blut flüssig halten, werden an dieser defekten Stelle von einer anderen Gruppe von Enzymen verdrängt, die dort ausschließlich das flüssige Blut zu einem Pfropfen gerinnen lässt. Dabei wird ein Bestandteil des Blutes, das Fibrinogen, durch fünfzehn stufenweise wirkende Enzyme in den Wirkstoff Fibrin umgewandelt. Dieser baut ein gitterartiges Netzwerk auf, in dem sich weitere Blutkörperchen verfangen und so ein Blutgerinnsel bilden, das die undichte Stelle von innen abdichtet.

> **Enzyme helfen dem Körper, seine Selbstheilungskräfte zu aktivieren.**

Damit dieser Prozess nur im Notfall und nur am Ort der Verletzung passiert, wird der Blutklebstoff Fibrin erst auf Veranlassung eines Enzyms gebildet – dem Thrombin. Der Bildung dieses Enzyms muss wiederum die Bildung eines weiteren Enzyms – des Prothrombins – vorausgehen. Dieses entsteht erst dann, wenn verschiedene Kontrollenzyme festgestellt haben, dass es sich tatsächlich um einen Notfall handelt. Das Immunsystem schottet die Verletzung vor Eindringlingen ab.

Enzyme beseitigen zerstörtes Gewebe

Bei jeder Verletzung, Quetschung oder Prellung wird Gewebe zerstört und feinste Blutgefäße zerrissen. Nachdem die Blutung gestillt ist, wird das zerstörte Gewebe wieder repariert und die nicht mehr benötigten Zellbestandteile werden entfernt. Abhängig von der Größe einer solchen Verletzung kann es sich dabei um mehrere Millionen von zerstörten Zellen handeln, darüber hinaus kommt noch eine große Menge an geronnenem Blut an der Unfallstelle hinzu. Wieder werden Enzyme eingesetzt, die in einem ersten Schritt die verklebten Fibrinnetze beseitigen und dann die Wundheilung in Gang setzen. Weiters werden die nicht mehr gebrauchten Zellbestandteile durch eiweißspaltende Enzyme zerkleinert und abtransportiert. Je schneller diese Enzyme arbeiten, desto rascher tritt die Heilung ein.

Enzyme helfen bei Entzündungen

Eindringende Schadstoffe, Krankheitserreger oder auch Fremdstoffe werden fast immer von einer Entzündungsreaktion begleitet. Enzyme regulieren, fördern und beschleunigen damit all jene Vorgänge, welche die Schäden, die durch die Entzündungen entstehen, eingrenzen.

Enzyme bauen Schwellungen ab

Die oben beschriebenen Entzündungen haben zumeist eine Schwellung oder einen Bluterguss zu Folge. Auch hier übernehmen Enzyme die Aufgabe, die geschwollenen Entzündungsstellen mit einem Schutzwall abzudichten. Dieser aus dem Blutklebstoff Fibrin bestehende Wall hat leider den Nachteil, dass er einerseits die Versorgung des Gewebes mit Vitalstoffen und Sauerstoff und andererseits die Entsorgung der zerstörten Zellen und der Entzündungsprodukte behindert.

Die eiweißspaltenden Enzyme, die bei diesem Prozess zum Einsatz kommen, bauen den Schutzwall ab, beseitigen die Zelltrümmer und erleichtern so den Abtransport der Zellbestandteile. So wird die Schwellung schneller abgebaut und der Druckschmerz an dieser Stelle reduziert.

Enzyme zum Schutz von Herz und Gefäßen

Damit unsere Blutgefäße – Adern und Venen – beweglich bleiben, sich also erweitern und verengen können, benötigen wir das Enzym Elastase, das die Fasern der Gefäßwände, aber auch die Fasern anderer Gewebe in unserem Körper elastisch hält.

Dieses Enzym beugt somit verhärteten Stellen und Verkalkungen vor und schützt auf diese Weise unser Gefäßsystem und unser Herz.

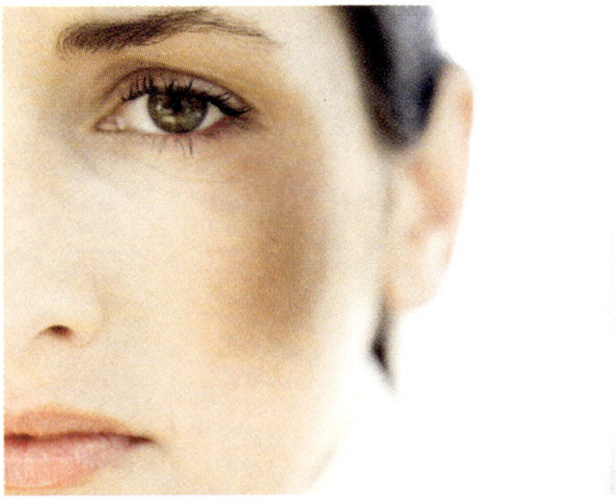

Unser Immunsystem – Spielwiese der Enzyme

Eines der wichtigsten Systeme für unsere Gesundheit und für ein langes Leben, das unseren Organismus ununterbrochen vor krankmachenden Eindringlingen schützt, ist unser Immunsystem. Durch unsere Lebensweise und unser Verhalten – falsche Ernährung, wenig Bewegung sowie Alkohol- und Nikotinmissbrauch – gefährden wir aber oft die Leistungskraft dieses ausgetüftelten Abwehrsystems. Auch Schadstoffe, die wir mit der Atemluft und Umweltgifte, die wir durch unsere Nahrung aufnehmen, schwächen und schädigen unsere Abwehr.

Eine ganze Armee zur Verteidigung

Unser Immunsystem ist sinnvollerweise im gesamten Organismus verteilt, da es uns von außen und auch von innen vor gefährlichen Eindringlingen schützen soll. Die meisten Krankheitserreger versuchen, durch alle möglichen Körperöffnungen – Auge, Mund, Nase und Geschlechtsöffnungen – einzudringen. Diese Stellen des Erstkontakts mit Krankheitserregern sind deshalb mit Schleimhäuten versehen, deren Zellen das aggressive Enzym Lysozym einsetzen, um Krankheitserreger anzugreifen und zu vernichten. Diese erste Verteidigung reicht aber nicht immer aus, da die Angriffsfläche viel zu groß ist. Aus diesem Grund hat der Mensch im Laufe von Millionen von Jahren ein leistungsfähiges Abwehrsystem ausgebildet. Dieses besteht einerseits aus besonderen Immunzellen (zelluläres Immunsystem) und andererseits aus speziellen Molekülen in Körperflüssigkeiten (humorales Immunsystem), die beide mit hinter- und nebeneinander geschalteten Enzymsystemen arbeiten. Als einziges Organ außer dem Gehirn verfügt das Immunsystem auch über eine Art Gedächtnis. Deshalb erkranken wir an Kinderkrankheiten nur ein einziges Mal unser Immunsystem erinnert sich auch 50 Jahre später noch an diese Eindringlinge, und kann sie so rasch und effektiv bekämpfen kann.

Unser Abwehrsystem soll aber nicht nur im Akutfall Krankheitserreger erkennen und beseitigen, sondern wirkt auch als ständige Körperpolizei, die nicht funktionierende, plötzlich wuchernde Zellen sowie Gift- und Schlackenstoffe aufspürt und eliminiert.

Die meisten unserer Immunzellen werden im Knochenmark gebildet, welches eng mit dem Blut- und Lymphsystem verbunden ist, und dadurch kurze Transportwege garantiert.

Gerade entstandene, junge Immunzellen – meist gehören sie zu den weißen Blutkörperchen – mutieren zu so genannten T- und B-Zellen und verweilen so lange im Knochenmark, bis sie für ihren Einsatz abkommandiert werden. Bevor sie aber ihren Dienst antreten, erhalten sie noch eine weitere Ausbildung. Für den einen Teil findet diese im Thymus statt, einem Organ im vorderen Teil der Brust, welches auch für das Knochenwachstum zuständig ist. Hier werden sie zu T-Lymphozyten (»T« vom Ausbildungsort Thymus) ausgebildet. Sie werden im Ernstfall zur Feinderkennung und -vernichtung eingesetzt, vor allem zur Bekämpfung von Tumorzellen und virusinfizierten Körperzellen. Große Teile dieser T-Zellen erfahren eine weitere Ausbildung und werden später als Killerzellen zur raschen Zerstörung oder als Gedächtniszellen eingesetzt, die dann alle Informationen, wie der Feind erkannt wird, speichern und weitergeben.

Der andere Teil der Mannschaft, die B-Zellen, wird vor allem im Darm ausgebildet und vermehrt. Seine Aufgabe wird es später sein, so genannte Antikörper zu bilden, die dann in der Lage sind, sich an Krankheitserregern und Schadstoffen festzubeißen um den anderen Immunkollegen zu signalisieren, dass diese eliminiert werden sollen. Damit diese Immunkräfte im Falle eines Eindringens von Erregern möglichst schnell verfügbar sind, fungieren die Thymusdrüse, die Milz und die Lymphknoten als Bereitschaftszentren.

Zusätzlich besitzen wir noch ein System der Entgiftung, das mit der Immunabwehr zusammenwirkt. Hier arbeiten große Fresszellen (Makrophagen) und kleine Fresszellen (Granulozyten) vor allem in Schleimhäuten, in Organen wie Lunge, Leber und Gehirn, und sorgen für die Entgiftung und Unratbeseitigung. Die Stärke dieser Fresszellen ist es, unerwünschte Eindringlinge zu umschlingen und mit Hilfe von Enzymen aufzulösen.

> »Antigene« ist der Sammelbegriff für alles, was unserer Gesundheit schaden könnte, egal ob das Giftstoffe, Krankheitserreger, Tumorzellen, geschädigtes Gewebe oder Chemikalien sind.

Im menschlichen Körper liegen die Fresszellen auf der Lauer nach schädlichen Antigenen. Haben sie ein solches aufgespürt, dann umfließen sie es, analysieren den Eindringling und informieren die anderen Immunzellen über dessen Charakteristik. Daraufhin wird ein Schlachtplan festgelegt, wie dieser spezielle Feind unschädlich zu machen ist. So erhalten zum Beispiel die B-Zellen den Auftrag, maßgeschneiderte Antikörper zu bilden, die dann alle Substanzen, die ihnen begegnen dahingehend untersuchen, ob es sich bei ihnen um dieses Antigen handelt. Treffen sie auf ein solches, heften sie sich daran fest und bilden einen Antigen-Antikörper-Komplex. Die Bildung solcher Immunkomplexe ist für unsere Kommandozentrale das Signal, dass es sich um einen echten Feind handelt, der von den Antikörpern festgehalten wird. Gleichzeitig ist es ein Signal an die großen Fresszellen, diesen Immunkomplex zu eliminieren. Meist ist diese Verteidigungsmaßnahme noch nicht ausreichend, weshalb nun auch noch das Komplementsystem seinen Einsatzbefehl erhält. Dieses besteht aus neun verschiedenen eiweißspaltenden Enzymen, und erst wenn alle neun den Feind überprüft und identifiziert haben, übernimmt das letzte der Enzyme die Aufgabe des Killers und zerschneidet den Immunkomplex in kleine Stücke. Dadurch können die Fresszellen den sonst sehr großen und schwer verdaulichen Immunkomplex schnell und einfach abbauen. Damit unsere Verteidigungskräfte immer am richtigen Ort zum richtigen Zeitpunkt eingesetzt werden, bedarf es der Koordination durch die Zellbotenstoffe, die Zytokine. Sie koordinieren die Abwehraufgaben von Antikörpern, Makrophagen oder Killerzellen und organisieren noch die ganze Palette von Immunhelferzellen, Transport- und Abwehreinheiten in diesem ausgeklügelten Immunsystem.

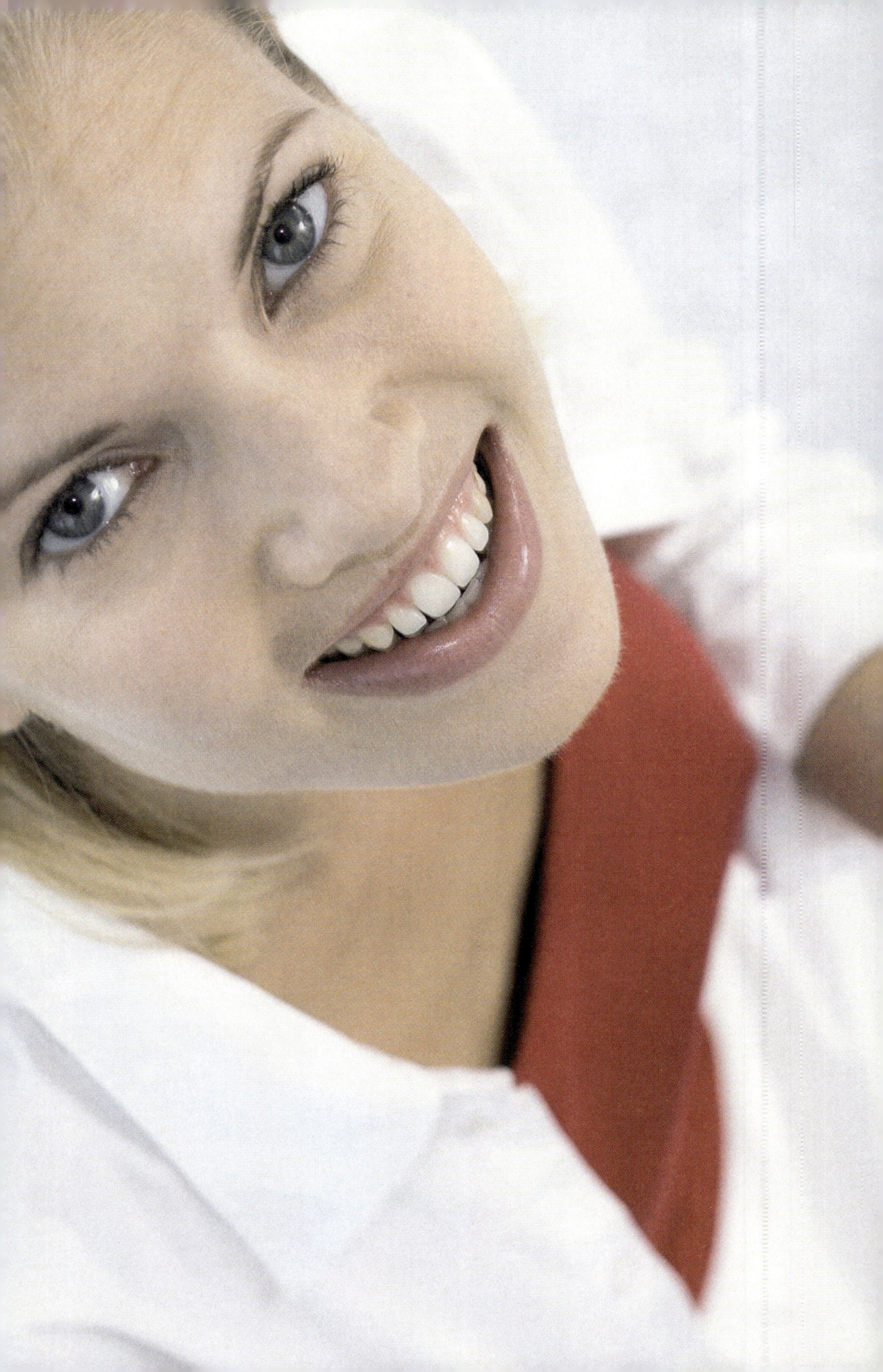

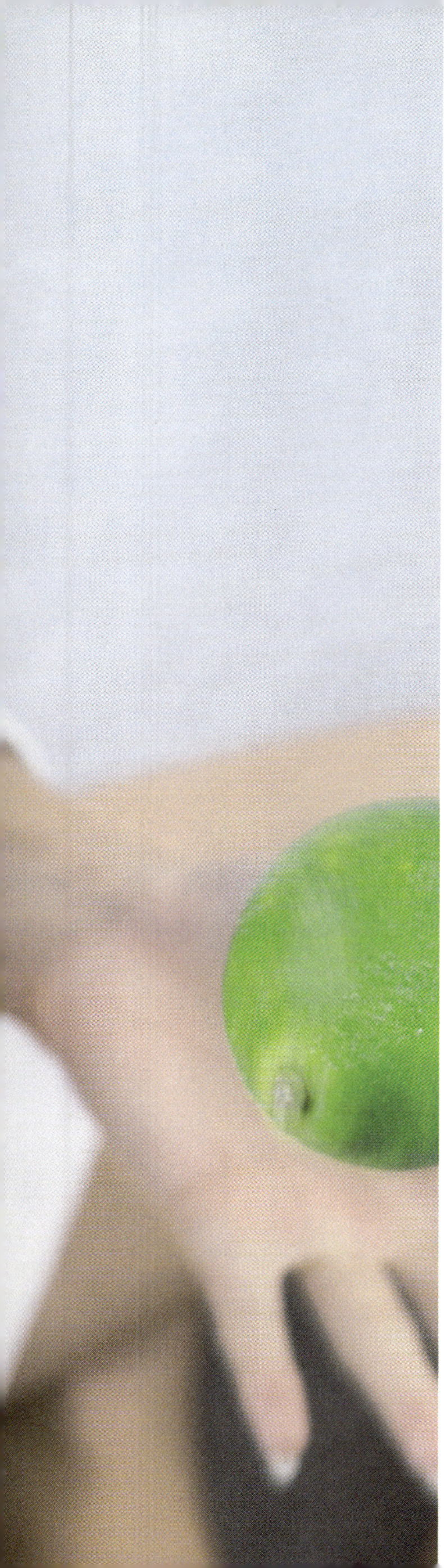

Anti-Aging

Die uralte Sehnsucht der Menschheit – der Traum vom ewigen Leben – wird weiterhin ein Mythos bleiben.
Unsere Lebenserwartung könnte jedoch noch um einiges gesteigert werden …

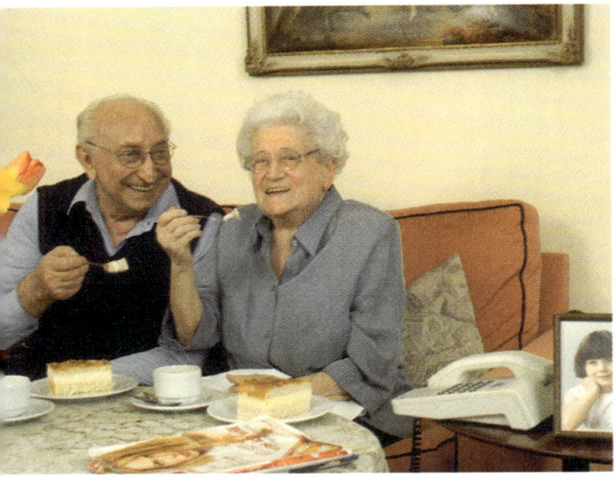

Ewiges Leben – Mythos oder Realität?

Die bisherigen Ergebnisse wissenschaftlicher Forschungen lassen den erfreulichen Schluss zu, dass sich »jung bleiben« lernen lässt. Anti-Aging-Strategien setzen auf Enzyme, Hormone, Bewegung, Ernährung und geistiges Training.

Ewiges Leben ist in der Mythologie den Göttern vorbehalten, dabei ist der Traum von der Unsterblichkeit eine jedem Menschen innewohnende Sehnsucht. Für mich ist das eigentliche Ziel der Anti-Aging-Bewegung jedoch, die zweite Lebenshälfte genauso fit, energiegeladen und gesund zu verbringen wie die erste.

> Unser Ziel sollte es sein, die 2. Lebenshälfte genauso fit und gesund zu verbringen wie die 1.

Wie alt können wir werden?

Heutzutage werden die meisten Menschen in Mitteleuropa über 80 Jahre alt. Das ist ja schon etwas mehr als die in der Bibel vorausgesagten dreimal 20 plus 10 Jahre. Inzwischen suchen die Wissenschafter bereits seit geraumer Zeit nach Hinweisen auf die Obergrenze unserer Lebensdauer. Dabei spielen Beobachtungsdaten – wie alt werden die ältesten Menschen –, biostatistische Vorgänge und die Überlegungen zum Verhältnis von Skelettreifung und Lebenserwartung eine große Rolle. In Kalifornien hat man in einem statistischen Projekt folgendes Szenario durchgespielt: Die häufigsten Todesursachen wurden eliminiert und die Statistiker gelangten zu aufschlussreichen Daten: Wenn man zum Beispiel nur die Arteriosklerose in den Griff bekäme, würde die durchschnittliche Lebensdauer auf 100 Jahre ansteigen.

Bei einer anderen Studie, in deren Rahmen die Skelettreifung und die Lebenserwartung vor allem von Säugetieren verglichen wurde, fand man heraus, dass diese ungefähr sechsmal so lange leben als sie brauchen, um heranzuwachsen. Auf den Menschen umgelegt bedeutet dies, dass der Mensch, der ungefähr 20 Jahre braucht bis sein Skelett ausgewachsen ist, gut und gerne 120 Jahre alt werden kann.

Auch unsere Zellen könnten 120 Jahre alt werden, wenn sie sich nicht bei ihrer fortwährenden Zellteilung übermäßig verbrauchen würden. Bei jeder Zellteilung werden nämlich die Telomere, die an den Enden der Chromosomen sitzen, ein wenig kürzer. Wird eine bestimmte Telomerlänge unterschritten, stirbt die Zelle unweigerlich. Gegenspieler dieses Zellkillers ist ein Enzym, das Telomerase heißt, und den Zellen zu längerer Spannkraft verhilft. Würde genügend von dieser Telomerase produziert, wäre die Zelle unsterblich.

Die moderne Molekularbiologie hat auch herausgefunden, dass nicht alle Zellen in uns gleichermaßen verschlissen werden. Die weibliche Ei- und die männliche Samenzelle trotzen dem Alterungsprozess und sind tatsächlich unsterblich, denn sie besitzen das Verjüngungsenzym Telomerase, das nach Meinung einiger Experten den ewigen Jungbrunnen bedeutet.

Fazit:

Viele der Untersuchungen der letzten Jahre sprechen in sehr hohem Maß dafür, dass wir Menschen mit einer Lebenserwartung von 120 Jahren ausgestattet sind.

Warum wir altern

Im Großen und Ganzen gibt es zwei Alterungstheorien mit unterschiedlichen Ansätzen.

Erstens: In den einzelnen Lebensabschnitten kommt es in unserem Organismus zu bestimmten, von innen gesteuerten Veränderungen, zum Beispiel dem Nachlassen der Leistung unserer Organe oder der Entkalkung der Knochen.

Zweitens: Die andere Betrachtungsweise geht davon aus, dass es sich beim Älterwerden um einen vorwiegend von außen gelenkten Prozess handelt. Die tägliche Erfahrung zeigt, dass die Vorstellung einer zufälligen Alterung plausibler ist, denn oft kann man eine Diskrepanz zwischen biologischem und kalendarischem Alter bei Menschen feststellen.

So kann ein 50-Jähriger noch die Leistungsfähigkeit eines 30-Jährigen besitzen, wenn er durch regelmäßige sportliche Betätigung seine Leistung auf entsprechendem Niveau gehalten hat, während wiederum ein anderer 50-Jähriger durch mangelnde Gesundheitsvorsorge, Erkrankungen oder einen der Gesundheit abträglichen Lebensstil womöglich schon den Zustand eines 70-Jährigen erreicht hat.

Erklärungsansätze dafür sind:

1. **Nachlassende Hormonleistung**. Man geht davon aus, dass die Alterung eine Folge der nachlassenden hormonellen Leistung unseres Körpers ist. Früher war man der Meinung, dass der Hormonspiegel absinkt, weil wir älter werden. Heute gilt die Theorie, dass wir älter werden, weil die Hormone zurückgehen. Ein Hormonmangel kann schuld daran sein, dass man mit zunehmendem Alter müde und abgespannt ist, schlecht schläft und die Hirnleistung nachlässt.
2. **Oxidativer Stress durch freie Radikale**. Sauerstoff ist für den Stoffwechsel von Mensch und Tier unbedingt notwendig, birgt aber auch Gefahren in sich. Bei jeder Sauerstoffverwertung entstehen freie Radikale, das sind besonders reaktionsfreudige Moleküle, die anderen Molekülen Elektronen rauben und diese dabei zerstören. Freie Radikale reagieren mit allen Zellbestandteilen, aber auch mit anderen Stoffen wie Blutfetten, Hormonen,

Körpereiweiß und Bindegewebe. Diese Art der Zellschädigung kann man mit dem Rosten vergleichen. Genauso wie ein Nagel verrostet – oxidiert – würden wir ohne Schutzmechanismus gleich nach der Geburt zu verrosten beginnen.

3. **Nachlassende Immunkräfte**. Unser Abwehrsystem schützt uns vor Krankheitserregern sowie vor eigenen Zellen, die sich täglich zu gefährlichen Krebszellen verändern. Diese Theorie besagt: Altert das Immunsystem, so altert auch der Mensch. Für gezielte Anti-Aging-Maßnahmen ist also auf ein funktionierendes Immunsystem zu achten.
4. **Sauerstoffmangel**. Ohne feste Nahrung könnten wir wochen- und ohne Wasser tagelang auskommen, aber ohne Sauerstoff sind wir nach rund 5 Minuten tot. Während unsere Zellen in jungen Jahren problemlos mit genügend Sauerstoff versorgt werden, sieht das mit fortschreitendem Alter zunehmend schlechter aus. Vor allem mangelnde Bewegung an frischer Luft sorgt in höherem Alter dafür, dass immer weniger Sauerstoff in unsere Zellen gelangt. Ohne ausreichende Zufuhr von Sauerstoff gibt es keine Energie und Regeneration.
5. **Die Verzuckerung von Eiweiß**. Die Eiweißkörper in unseren Zellen werden ständig von Zuckermolekülen attackiert. Dabei lagert sich Glukose an das Eiweiß an und führt zu einer regelrechten Verklebung (Glykosylierung). Die Folgen dieses Prozesses sind Veränderungen am Bindegewebe, an den Arterien sowie Funktionseinbußen der Nieren und der Nerven.
6. **Genetische Alterung**. Wissenschafter gehen davon aus, dass das Erbmaterial – die Chromosomen – mit zunehmendem Alter immer mehr beschädigt und negativ beeinflusst werden. Vermutlich spielen die vorhin erwähnten Telomere, die an den Enden der Chromosomen sitzen und diese vor vorzeitiger Zerstörung schützen, eine zentrale Rolle. Kommt es zu Mutationen unseres genetischen Erbmaterials, dann ist der Zelltod, aber auch krebsartiges Wachstum die Folge.
7. **Körperliche Abnutzung**. Diese Theorie, die schon um Ende des 19. Jahrhunderts aufgestellt wurde, geht davon aus, dass der Körper und seine Zellen durch laufende Beanspruchung und Überlastung lädiert werden. Vor allem die Fähigkeit unseres Körpers, eigene Reparatursysteme einzusetzen, lässt im höheren Alter nach. Eine gesunde Lebensführung kann diesen körperlichen Verschleiß auf ein Minimum reduzieren.
8. **Die Anzahl der Zellteilungen ist limitiert**. Diese Theorie geht davon aus, dass unsere Zellen sich nur rund 50-mal teilen können, bevor sie sterben. Ausnahmen davon sind die menschlichen Keimzellen, die der Fortpflanzung dienen, sowie Krebszellen.
9. **Nachlassen der Mitochondrien**. Mitochondrien sind die Kraftwerke in unseren Zellen, die Nährstoffe und Sauerstoff in Energie umwandeln. Wahrscheinlich kommt es durch das Einwirken der freien Radikale zu einem Nachlassen der Mitochondrienleistung, zum Nachlassen des Stoffwechsels und damit zu einer allgemeinen Energieverarmung.

10. **Crosslinks**. Diese Theorie besagt, dass in zunehmendem Alter immer mehr Crosslinks (Kreuzverbindungen) zwischen den einzelnen Zellen hergestellt werden. Es handelt sich um kollagenartige Verbindungen zwischen den Zellen, die die Elastizität der Zellverbände herabsetzen. Zusätzlich wird durch diese Crosslinks der Nährstofftransport gehemmt und somit die Energieversorgung gestört.
11. **Autoimmunreaktionen**. Unser Immunsystem schützt uns nicht nur vor fremden Eindringlingen und krebsartig mutierten eigenen Zellen, sondern auch eigene Zellen vor einer Selbstzerstörung. Mit zunehmendem Alter nimmt die Fähigkeit zum Schutz vor Selbstzerstörung im menschlichen Körper ab, was die Erklärung für Autoimmunerkrankungen wäre.
12. **Zu kalorienreiche Ernährung**. In Tierversuchen und bei Forschungsergebnissen kam zu Tage, dass es einen Zusammenhang zwischen kalorienarmer Kost und Langlebigkeit gibt. Wichtig dabei ist, dass eine geringere Kalorienzufuhr keine Einschränkung der Nährstoffzufuhr zur Folge hat.
13. **Energieverbrauchstheorie**. 1908 stellte Prof. Max Rubner, ein deutscher Physiologe, die Theorie auf, dass jeder Körper eine ganz bestimmte Menge an Energie zur Verfügung hat. Wenn diese Energie aufgebraucht sei, würde das Lebewesen sterben.

Die Fülle an verschiedenen Theorien zeigt, dass es nicht nur eine Erklärung gibt, warum wir altern, sondern dass viele Faktoren dafür verantwortlich sind.

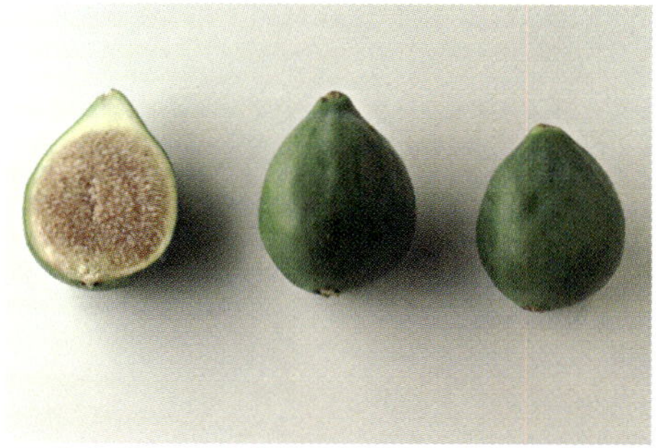

Enzyme: »Elixiere des Lebens«

Enzyme gehören für unseren Stoffwechsel zu den wichtigsten, aber auch vielseitigsten Substanzen und sind essentiell für jegliches Leben auf unserem Planeten. Schon an der Entstehung des Lebens waren sie beteiligt, als sich unbelebte in belebte Materie wandelte, als sich Moleküle zur ersten Urzelle zusammenschlossen. Bereits in der Antike waren die Menschen, obwohl sie noch gar nichts von der Existenz der Enzyme wussten, fasziniert von dieser unsichtbaren Kraft, die Stoffe umwandeln konnte: Traubensaft in Wein, Gras in Milch und Milch in Käse. Seit langem setzen Menschen – weil sie gut beobachtet hatten – Enzyme im täglichen Leben ein: beim Bierbrauen, beim Keltern von Wein oder beim Gerben des Leders. Bereits vor über 200 Jahren behandelte man in Vorderasien offene Wunden durch das Auflegen gekauter Feigen – vielleicht war dies die Geburtsstunde der Enzymtherapie.

Jeder Mensch altert – daran lässt sich nicht rütteln. Ein vorzeitiger Alterungsprozess mit all seinen negativen Begleiterscheinungen ist jedoch vermeidbar. Vorzeitiges

Altern hängt eng mit einer Verlangsamung des Stoffwechsels und dem Nachlassen der körpereigenen Abwehr zusammen. Das führt dann dazu, dass wir anfälliger für Infektionserkrankungen werden und dass Fehlleistungen in unserem körpereigenen Stoffwechsel auftreten. Die Folge davon: Zivilisations- und Alterserkrankungen, Krebs und Verschleißerscheinungen. Es ist daher sinnvoll, ein nicht mehr so leistungsfähiges Immunsystem und den nachlassenden Stoffwechsel zu unterstützen. Enzyme können das, sie kommen in vielen Früchten und Gemüsearten vor. Ananas, Papayas, Feigen sowie Birnen und Äpfel gehören zu den enzymreichsten Früchten.

Regelmäßige Enzymkur:

- stärkt die Abwehr
- aktiviert den Stoffwechsel

Durch die Kombination von regelmäßigen Enzymkuren und gesunder Lebensführung – Bewegung, Ernährung und Stressabbau – kann das Leben um viele wertvolle Jahre verlängert werden.

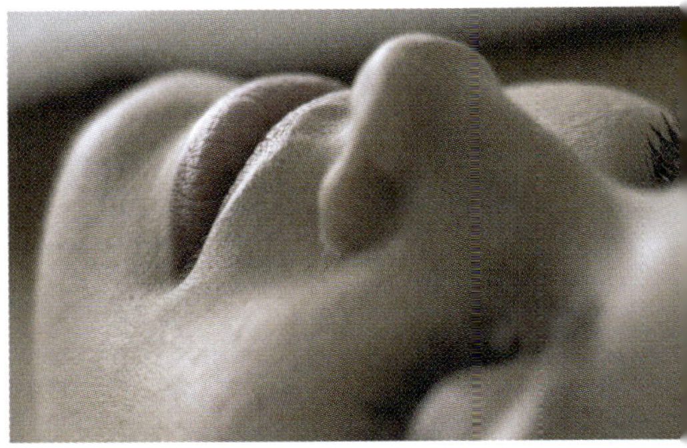

Enzyme und Anti-Aging

Jeder will es werden, keiner will es sein: Älterwerden – der Gedanke, älter und alt zu werden beschäftigt uns alle, weil am Ende dieses Prozesses das Sterben steht. Viele Menschen möchten das Alter bremsen und ihr Ableben möglichst weit in die Zukunft verschieben, und warten insgeheim darauf, dass die Wissenschaft den Mechanismus entdeckt, wie man den Tod eines lebenden Organismus ausschalten kann. Es gibt schon immer sozusagen »ewiges Leben«, und das sogar in unserem eigenen Organismus. Wir haben nämlich ständig eine mehr oder weniger große Menge an Krebszellen in uns, und diesen Krebszellen fehlt der eingebaute Sterbemechanismus. Rein theoretisch könnten Krebszellen in einer bestimmten Umgebung für immer leben.

Auch in der Labortechnik werden Zellkulturen geschaffen, die sehr langlebig sind und sich unendlich oft teilen können. Ebenso bereitet es im Labor keine Schwierigkeiten, bestimmte Gewebe oder Organe, zum Beispiel das Herz eines Kükens, beliebig lang am Leben zu halten.

Der Stoffwechsel als Alterungsgrund

In der Regel sterben die meisten menschlichen Körperzellen nach 50 Teilungen.

Danach sind sie nicht mehr in der Lage, eine fehlerfreie Kopie von sich selbst herzustellen. Die Zellen haben einen Selbstausschaltungs-Mechanismus in sich. Sie merken, dass sie für den Organismus zu einer Gefahr werden, und sorgen freiwillig für ihren Tod. Dieser Vorgang wird eingeleitet, indem diese Zellen besondere Rezeptoren durch die Zellwand hinausstülpen, welche dann als Andockstellen für ganz bestimmte Antikörper oder Immunkomplexe dienen. Das Andocken solcher Komplexe setzt eine Kettenreaktion von Enzymaktivitäten in Gang, an deren Ende die Auflösung der altersschwachen Zellen erfolgt. Dieser freiwillige Tod von altersschwachen, nicht mehr funktionstüchtigen Zellen ist ein wichtiger Vorgang zur permanenten Erneuerung unseres Organismus, da an die Stelle von alten Zellen neue und einwandfrei arbeitende treten. Bis zum jetzigen Zeitpunkt sind sich Wissenschafter noch nicht im Klaren darüber, ob das Altern durch sich häufende Fehler unserer Zellen ausgelöst wird, oder aber ein genetisch eingebauter Mechanismus ein vorgegebenes Signal zum Absterben auslöst.

Theorien über das Altern:

- Häufige Fehler unserer Zellen lösen Altern aus
- Genetischer Mechanismus gibt Signal zum Zelltod

Die Gene steuern den Alterungsprozess

Dass die Gene für den Vorgang des Alterns verantwortlich sind und diesen steuern, konnte die Wissenschaft an Krankheiten wie dem Hutchinson-Gilford-Syndrom oder ähnlichen Erkrankungen nachweisen. Diese Krankheiten sind davon geprägt, dass junge Menschen kurz nach der Pubertät rapide zu altern beginnen – eine außer Kontrolle geratene genetische Programmierung lässt sie in wenigen Jahren zu Greisen werden, wobei sie dann auch den typischen Alterskrankheiten zum Opfer fallen. Die Wissenschaft hat inzwischen herausgefunden, dass jenes Gen, welches den Alterungsprozess steuert, in den ersten unserer 23 Chromosomen zu finden sein muss. Es wird fieberhaft daran gearbeitet, durch gentechnologische Veränderung den Alterungsprozess hinauszuzögern. Bei Pilzen, Würmern und Fliegen ist es bereits gelungen, auf diese Art und Weise deren Lebensalter zu verlängern, wobei sich die Fähigkeit länger zu leben an ihre Nachfahren vererbt.

> Ein langes Leben ist bei Menschen mit langlebigen Vorfahren am wahrscheinlichsten.

Für uns Menschen heißt die beste Möglichkeit, lang zu leben von Eltern abzustammen, deren Vorfahren in beiden Linien besonders langlebig waren.

Derjenige, bei dem das zutrifft, hat eine sehr große Chance, dass das Alterungs-Gen im ersten Chromosom sehr spät aktiv wird. Das heißt aber wiederum nicht, dass der Betroffene damit eine Garantie auf eine längere und ohne Krankheit verlaufende Lebenszeit hat, denn es gibt noch weitere wichtige Faktoren, die für das Fortschreiten des Alterns verantwortlich sind – nämlich immer häufiger auftretende Fehler in unserer gesamten Stoffwechselaktivität. Die meisten Faktoren, die unseren Organismus schon früh schwächen und damit altern lassen, können wir selbst vermeiden.

Richtig essen – lange leben

Die beste Möglichkeit, unserem Körper die Chance zu geben lange zu leben besteht darin, nur so viel zu essen, dass sich die Kalorienzufuhr und der Kalorienverbrauch die Waage halten.

Im Labor hat sich bei Testreihen mit Mäusen gezeigt, dass die Reduktion der Nahrungszufuhr einen sofortigen Anstieg der Lebenserwartung der Tiere mit sich bringt.

Wir essen aber nicht nur zu viel, wir essen häufig auch das Falsche, zu schnell, zu gewürzt, zu heiß oder zu kalt. Dazu kommt, dass wir uns aufgrund unseres heutigen Lebensstandards zu wenig bewegen und unseren Körper noch anderen Belastungen, zum Beispiel dem Rauchen, Alkohol oder Umweltgiften aussetzen.

Freie Radikale verkürzen unser Leben

Wenn wir so leben würden, wie es uns unser Verstand eigentlich sagt, dann kämen wir dem Ideal, bis ins hohe Alter gesund und leistungsfähig zu sein, sehr nahe. Schätzungen von Fachleuten gehen dahin, dass sich durch eine Änderung der Lebensweise (weniger Essen, mehr Bewegung) und eine deutliche Senkung der Belastungen durch Nikotin und Alkohol rund die Hälfte bis zwei Drittel aller chronischen Erkrankungen vermeiden ließen. Dieses Fehlverhalten durch unsere Lebensweise und die auf uns einwirkenden Umwelteinflüsse verursachen die Bildung von so genannten »freien Radikalen«. Das sind sehr reaktionsstarke Moleküle, die unsere Zellen regelrecht oxidieren. Werden die freien Radikale nicht durch Antioxidantien gestoppt, so führt dies zu Krankheiten von Krebs bis Herzinfarkt, schwächt unseren Körper und führt zu vorzeitigem Tod.

In der Altersforschung betrachten die Wissenschafter die freien Radikale als Hauptursache für krankhafte Alterungsvorgänge.

> **Wissenschaftliche Tests mit Tieren beweisen:**
>
> Wird die Nahrungszufuhr reduziert, erhöht sich die Lebenserwartung.

Freie Radikale kosten Spannkraft

Freie Radikale haben aber noch weitere unangenehme Wirkungen:

- Sie sorgen für den Verlust der Elastizität unseres Bindegewebes.
- Unter dem Einfluss von freien Radikalen kommt es bei der Quervernetzung im Bindegewebe zu fehlerhaften Bindungen von Eiweißketten.

Dabei wird nicht nur die Funktion dieser Gewebe gestört, sondern auch deren Elastizität herabgesetzt. Testen Sie es selbst: Heben sie etwas Haut vom Handrücken mit zwei Fingern hoch und lassen diese dann los. Wird die Hautfalte sofort wieder glatt, dann ist ihre Haut nach wie vor elastisch und noch nicht gealtert.

Krähenfüße und Falten um die Augen, den Mund und auf der Stirn sind sichtbare Zeichen dieser Quervernetzungen, die das Bindegewebe an den betreffenden Stellen schon geschädigt haben.

Unser Bindegewebe besteht aus unterschiedlich angeordneten Eiweißketten, die teils spiralförmig, teils parallel angeordnet sind, und so für optimale Elastizität sorgen. Diese Dehnungsfestigkeit hängt weitgehend davon ab, ob diese Eiweißketten so miteinander verbunden sind, dass sie einerseits gut fixiert sind und sich andererseits nicht gegenseitig hemmen.

Verknüpft man nun diese Eiweißketten unter dem Einfluss von freien Radikalen durch fehlerhafte Querverbindungen (Crosslinks), so können sie sich nicht mehr so frei bewegen wie zuvor und verlieren weitgehend ihre Spannkraft.

Je fehlerhafter unser Stoffwechsel im Alter arbeitet, umso mehr Quervernetzungen werden gebildet. Je weniger wir aufgrund mangelnder Enzymtätigkeit in der Lage sind, diese Vernetzung aufzuhalten bzw. aufzulösen, umso starrer und weniger funktionstüchtig wird nicht nur unser Bindegewebe – auch Sehnen, Muskeln, Blutgefäße, Nervenfasern, einfach alle Gewebe werden dadurch geschädigt.

Die Hauptursache für krankhafte Alterungsvorgänge sind freie Radikale:

- Sie schädigen unser Gewebe und
- sie entziehen ihm die Elastizität.

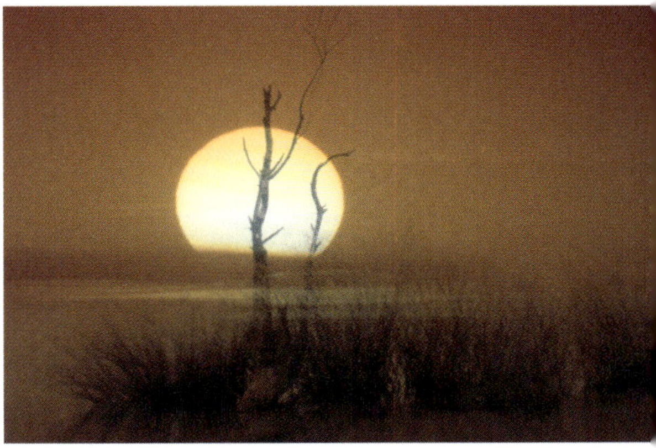

Was fördert die Bildung von freien Radikalen?

Natürlich können wir uns bis zu einem gewissen Grad vor den freien Radikalen schützen, indem wir alles vermeiden, was zu ihrer Bildung führt. Dazu gehören allzu intensive und ungeschützte Sonneneinwirkung, bestimmte UV-Strahlen, radioaktive Strahlung, Nikotin, gesättigte, überhitzte und geselchte Fette sowie Industrieschadstoffe und andere Abgase, die wir durch Atmen, Essen oder Trinken aufnehmen. Umgekehrt ist es sinnvoll, möglichst rohe und schadstofffreie Gemüsesorten und Früchte zu uns zu nehmen, Fett möglichst nur in Form von ungesättigten Pflanzenölen oder in Form von Fisch. Die vernichtende Wirkung der freien Radikale können wir aber auch durch die vorhin erwähnten Radikalfänger (Antioxidantien) vermindern, vor allem durch die Vitamine E und C, Betakarotin, das in niedrigsten Dosen wirkende Spurenelement Selen und eine ganze Reihe von enzymatisch wirkenden Radikalfängern. Um die Quervernetzung von Eiweißketten zu verhindern sind die proteolytischen Enzyme zuständig, die in vielen Enzymgemischen enthalten sind. Sie tragen dazu bei, dass das Körpergewebe auch in höherem Alter mehr Elastizität innehat.

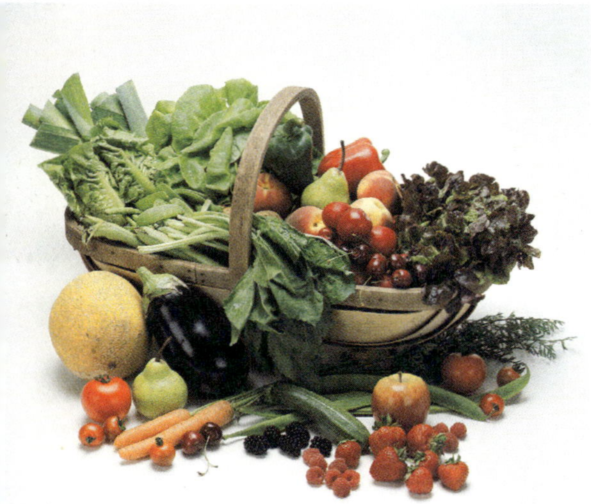

Senkung der Fehlerrate im Stoffwechsel

Gerontologen (Altersforscher) sind sich darüber einig, dass der Weg zur Gesunderhaltung und Verlängerung des Lebens vor allem über die Senkung der Fehlerrate im Stoffwechsel führt. Der menschliche Organismus arbeitet keineswegs fehlerlos. In unserem Körper befindet sich in jedem Augenblick eine riesige Zahl von Zellen im Umbau, und in jeder Sekunde entstehen 230.000 neue Zellen, was auf den Tag hochgerechnet 20 Milliarden bedeutet. Wenn wir sehen, dass zu jeder einzelnen Zellumbildung eine große Zahl von biochemischen Schritten erforderlich ist, die nur bei Anwesenheit von bestimmten Enzymen vor sich gehen kann, und dass alles in einer ungeheuren Geschwindigkeit abläuft, ist klar, dass es dabei zu Fehlern kommen muss. Diese Fehler werden in einem gesunden Organismus vom Immunsystem rasch berichtigt.

Aber auch im Immunsystem selbst, das ja Teil des gesamten Organismus ist, können Fehler entstehen. Im fortschreitenden Alter muss sich dieser Reparaturdienst speziell um zwei Faktoren kümmern – die Durchblutungsstörungen und die durch Immunschwäche verursachten Erkrankungen. Das sind hauptsächlich die Herz-Kreislauf-Erkrankungen sowie die Krebserkrankung, die zusammen fast 80 % jener Erkrankungen ausmachen, die das Alter zur Last werden lassen.

Die Durchblutungsstörungen im Alter entstehen vor allem durch das »Dickerwerden« des Blutes. Die Blutklebstoffe bekommen ein Übergewicht und dieses führt zur stärkeren Blutgerinnung mit der

Folge, dass Arterien verstopft werden und die Verkalkung – Arteriosklerose – stetig zunimmt. Die zweite wichtige Aufgabe ist die Abwehr von nicht mehr kontrollierbaren Zellwucherungen. Krebs im Alter wird genauso wie Arteriosklerose im Alter als etwas Unausweichliches angesehen und es herrscht die Meinung vor, dass jeder lebende Mensch seinen Krebs bekommt, wenn er nur alt genug wird.

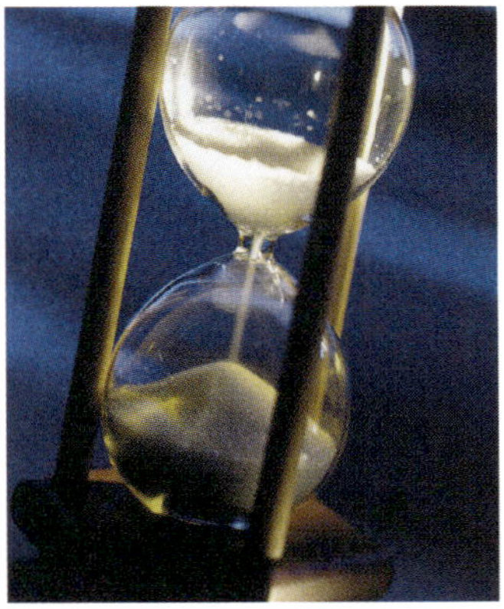

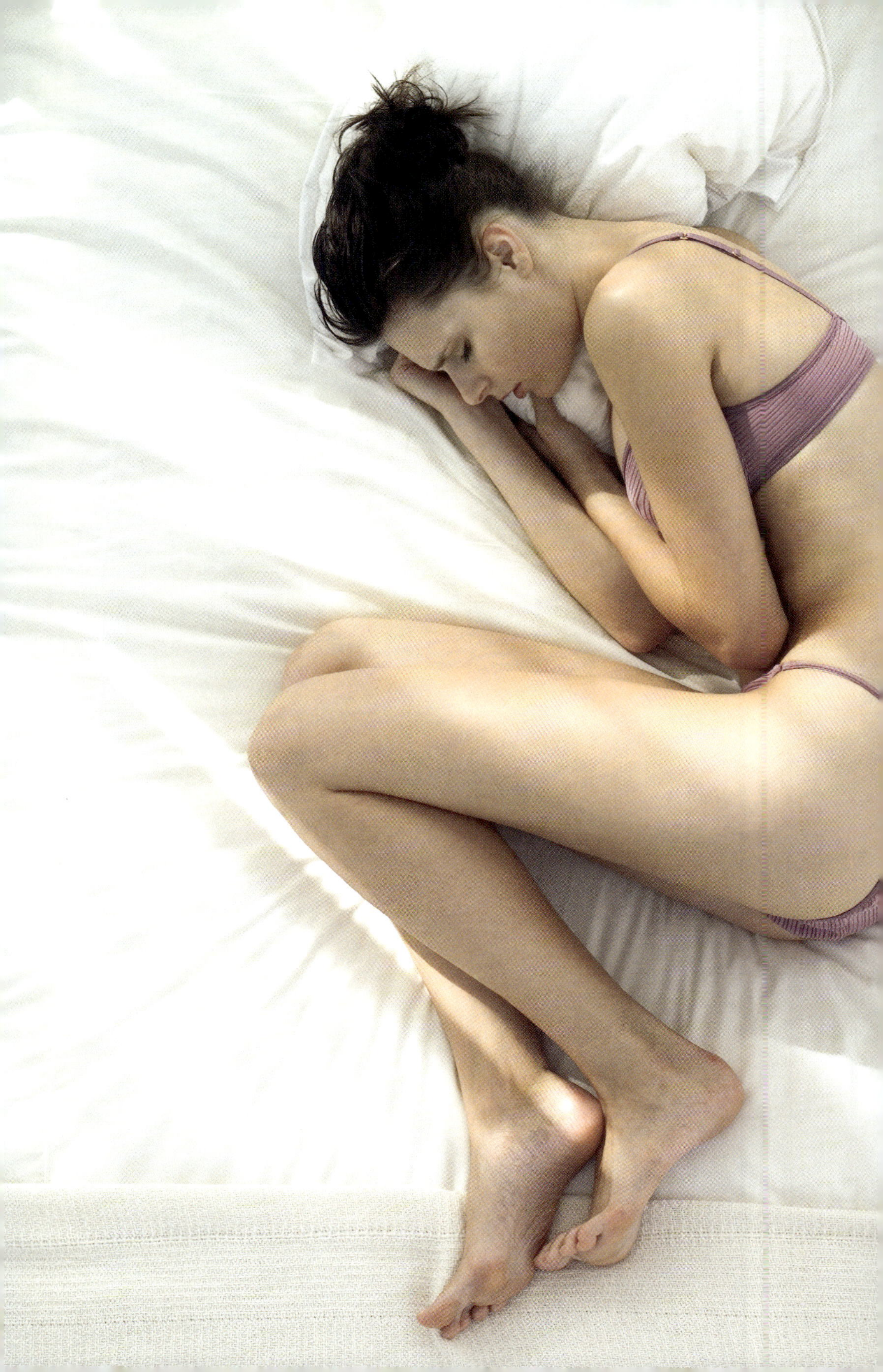

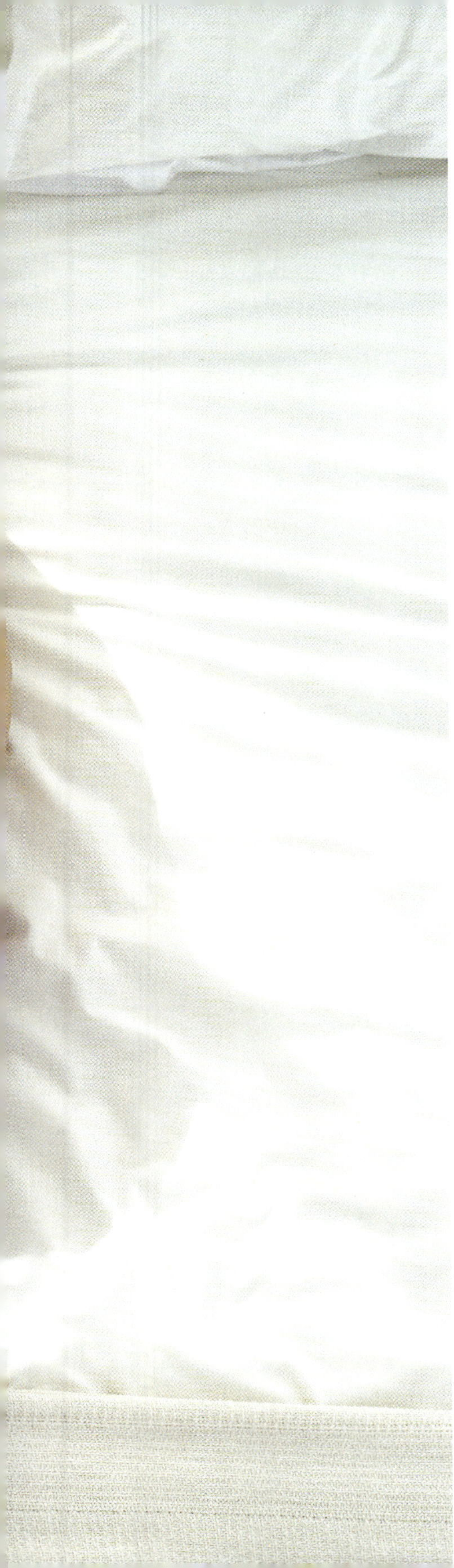

Enzymtherapie: Gesundheits-störungen mit Enzymen behandeln

Schon unsere Vorfahren wussten um die heilende Kraft von Enzymen aus der Natur. Heute werden Enzympräparate in den verschiedensten Bereichen zur gezielten Schadensbekämpfung im Körper angewandt.

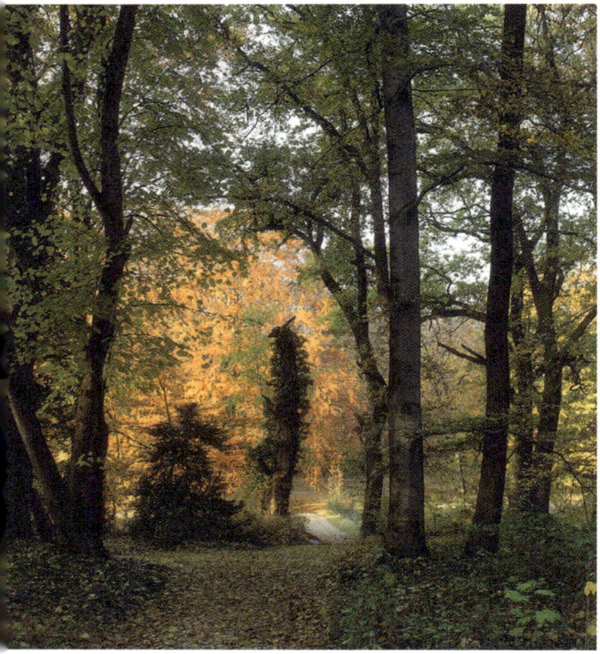

Seit rund 40 Jahren werden Enzyme aus Pflanzen, Tieren und Einzellern auch bei anderen Erkrankungen eingesetzt und fertige Enzympräparate angeboten.

Trotz der jahrzehntelangen Geschichte, in der Enzyme erforscht wurden und viele Enzympräparate auf den Markt kamen, ist die Enzymtherapie noch immer ein Stiefkind der Schulmedizin, nicht zuletzt, weil klinische Studien hinsichtlich der Wirksamkeit und Verträglichkeit fehlen. Aktuelle wissenschaftliche Erkenntnisse bestätigen aber die traditionellen Erfahrungswerte, die mit Enzymtherapie gemacht wurden. Zurzeit werden in Europa und Amerika zahlreiche klinische Studien durchgeführt, die dazu dienen sollen, die Chancen der Enzymtherapie zu erkennen und eine Weiterentwicklung zu ermöglichen.

Die Entwicklung der Enzymtherapie

Die Enzymtherapie hat ihren Ursprung in der Naturheilkunde. Unsere Vorfahren haben durch Erfahrungen gelernt, wie man durch die Anwendung von Enzymen verschiedene Krankheiten lindern und heilen kann.

> Die Enzymtherapie wird bereits seit etwa 100 Jahren eingesetzt.

Gezielt eingesetzt wird die Enzymtherapie seit rund 100 Jahren, anfangs vor allem zur Unterstützung des Verdauungssystems.

Wie wirken Enzyme als Heilmittel?

Nachdem der Wirkmechanismus unserer Körperenzyme zum überwiegenden Teil bekannt ist, und wir die Rolle der Enzyme bei Selbstheilungsprozessen nachgewiesen haben, war der nächste Schritt, dass Enzyme aus Tieren, Pflanzen und Mikroorganismen getestet wurden. Es bedurfte komplizierter Methoden um den Nachweis zu erbringen, dass diese körperfremden Enzyme von unserem Körper aufgenommen und die erhoffte Wirkung entfalten können. Das verwundert nicht, wenn man bedenkt, dass die meisten in Präparaten verwendeten Enzyme Bestandteile unserer Nahrung sind.

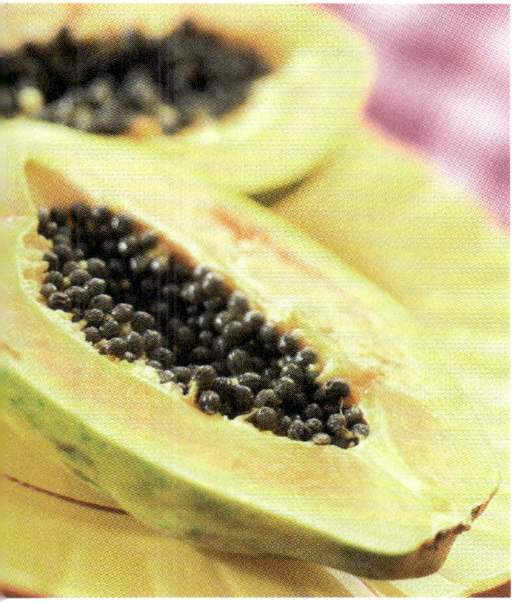

Das Ziel einer Enzymtherapie

Eine gesundheitliche Störung ist nicht nur ein Angriff auf einen Zellverband oder ein Organ, sondern auch ein Angriff auf den gesamten Organismus, weil jede Abwehrmaßnahme unseren gesamten Körper in einem begrenzten Gebiet in ein biologisches Ungleichgewicht bringt. Üblicherweise beteiligen sich die Körperenzyme an der Schadensbekämpfung, um diesen gesunden Gleichgewichtszustand so schnell wie möglich wieder herzustellen.

Durch eine zusätzliche Gabe von natürlichen Enzymen soll die biologische Fähigkeit unseres Körpers zur Selbstheilung und Regeneration unterstützt, gefördert und beschleunigt werden.

Welche Enzyme werden dabei verwendet?

Die wichtigsten therapeutisch genutzten Enzyme gehören zur Gruppe der Hydrolasen, das sind jene Enzyme, die größere Molekülverbände spalten können. Die Hydrolasen wiederum unterteilen sich in die eiweiß-, zucker- und fettspaltenden Enzyme, die die Ausgangssubstanzen aufspalten, indem sie Wassermoleküle einlagern.

Zu den eiweißspaltenden Enzymen gehört vor allem das Pepsin sowie die pflanzlichen Enzyme Bromelain und Papain, die aus der Ananas bzw. aus dem Milchsaft und den unreifen Früchten des Melonenbaumes (Papaya) gewonnen werden, aber auch die aus Tierzellen stammenden Enzyme Trypsin und Chymotrypsin. Das Pankreatin, ein tierisches Enzym, besteht aus einem Gemisch von Protease (eiweißspaltend), Amylase (zuckerspaltend) und Lipase (fettspaltend).

Die meisten der im Handel befindlichen Enzympräparate enthalten Mischungen aus tierischen und pflanzlichen Enzymen, oder auch zusätzlich Enzyme aus Mikroorganismen.

> Die heute erhältlichen Präparate enthalten eine Mischung aus tierischen und pflanzlichen Enzymen.

Bei welchen Gesundheitsstörungen helfen Enzyme?

Grundsätzlich gibt es zwei Prinzipien bei der Behandlung von Gesundheitsstörungen mit Enzymen.

Erstens: Beim Fehlen von Enzymen, welche normalerweise im Körper gebildet werden, müssen diese dem Köper zugeführt oder durch alternative Enzyme ersetzt werden. Diese Substitutionstherapie wird vorwiegend bei Störungen der Verdauung, der Blutgerinnung oder bei Stoffwechselstörungen angewandt.

Zweitens: Werden Enzyme nach Belastungssituationen dem Körper zugeführt, handelt es sich um die systemische Enzymtherapie. Systemisch bedeutet, dass die eingesetzten Enzyme im gesamten Organismus wirken. Anwendungsbereiche: akute und chronische Entzündungen, Venenbeschwerden, rheumatische Beschwerden, stumpfe und scharfe Verletzungen sowie eine stetig wachsende Anzahl von Autoimmunerkrankungen .

Außerdem werden Enzyme im Anti-Aging-Bereich, um altersbedingtem Nachlassen von Körperfunktionen und Krankheiten vorzubeugen, sowie zur Stärkung der körpereigenen Abwehr eingesetzt.

Enzyme in der Vorbeugung:

- gegen altersbedingtes Nachlassen der Körperfunktionen
- Krankheitsprophylaxe
- Stärkung der Abwehrkräfte

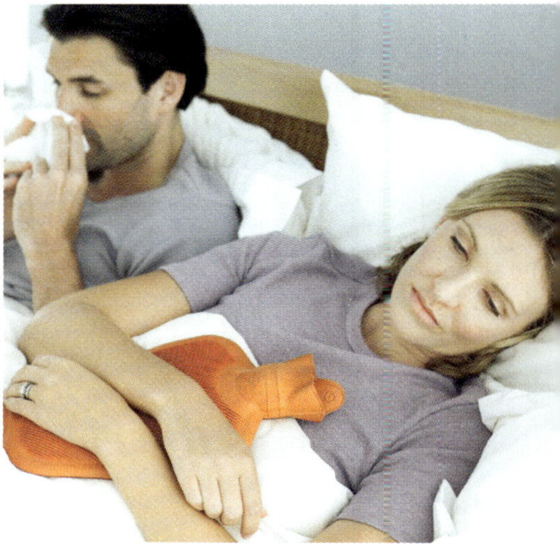

Entzündungen und Enzyme

Der Mechanismus, mit dem sich unser Organismus gegen Eindringlinge wehrt, mit dem er Körperschäden repariert und ohne den wir nicht überleben könnten, ist die Entzündung. Das Ziel dieses biologischen Vorganges, der nach dem Start unaufhaltsam abläuft, ist es, den entstandenen Schaden so gering wie möglich zu halten und negative Folgen für unseren Körper zu verhindern. Wie Sie aus dem Kapitel »Immunsystem« wissen, wird das Schadensgebiet abgegrenzt, die körpereigene Verteidigung alarmiert und die Körperpolizei zur Beseitigung von Erregern und Schadstoffen herbeigerufen. Dabei entstehen jedes Mal Entzündungen, die von Schwellungen, Rötungen und Schmerzen begleitet werden, und unsere Körperenzyme ganz besonders fordern. Sind genau jetzt unsere Abwehrkräfte schwach oder mangelt es uns an den benötigten Enzymen, dann können wir damit nicht alleine fertig werden.

Normalerweise werden Entzündungen durch Bakterien oder Viren, durch Schad- bzw. Giftstoffe verursacht. Möglicherweise liegt es an den immer stärker werdenden Belastungen der Umwelt, dass vor allem Entzündungen der Atemwege immer mehr zunehmen. Wobei es weniger daran liegt, dass die Zahl der Schadstoffe und Erreger angestiegen ist, sondern eher damit zusammenhängt, dass unser Abwehrsystem und die Widerstandskräfte unseres Immunsystems schwächeln. Eindringende Erreger setzen sich bevorzugt an den Schwachstellen unseres Organismus fest und bilden dort einen Entzündungsherd. Sind die Schleimhäute unserer Atemwege geschwächt, zum Beispiel durch Nikotinkonsum, dann finden Viren und Erreger ideale Voraussetzungen für einen erfolgreichen Angriff.

Wenn sich die Atemwege entzünden

Über unsere Atemwege wird der für uns lebenswichtige Sauerstoff über die Lungen ins Blut und umgekehrt das Kohlendioxid wieder aus dem Körper hinaus gebracht. Der Lufttransport beginnt in der Nase bzw. im Mund, führt über den Rachen, den Kehlkopf und über die Luftröhre zur Lunge. Auf diesem Weg gelangt der mit der Luft eingeatmete Sauerstoff in das verzweigte Bronchiensystem und von dort über die Lungenbläschen ins Blut. Diese Transportstrecke ist vollständig von Schleimhäuten bedeckt, die nicht nur für die Erwärmung und Befeuchtung des Luftstromes sorgen, sondern auch der Reinhaltung der Atemwege dienen. Eindringende Fremdstoffe oder Erreger werden normalerweise vom Schleim absorbiert und über die kleinen Flimmerhärchen, die sich entlang des gesamten Weges befinden, zusammen mit dem Schleim in Richtung Rachen gebracht. Wenn der Schleimtransport ins Stocken gerät, sammeln sich dort vermehrt Krankheitserreger, die dann in die Schleimhaut eindringen und eine Entzündung verursachen. Die Folge ist ein Anschwellen der Schleimhäute, was ein Engerwerden der Luftwege bedeutet. Jetzt reagiert unser Abwehrsystem und lässt die Schleimhautdrüsen mehr Schleim produzieren, um auf diesem Weg die Eindringlinge los zu werden. Mit der stärkeren Schleimproduktion werden auch die vermehrt aufgetretenen Keime wieder ausgehustet und die Atemwege werden wieder freier. Sind aber unsere Schleimhäute durch Nikotin, trockene oder schlechte Luft beeinträchtigt, dann können sie den Schleim nicht rasch genug beseitigen. Schließlich entsteht eine akute, bzw. wenn dies über einen längeren Zeitraum passiert, eine chronische Entzündung der Bronchien oder Nase und ihrer Nebenhöhlen – der Arzt stellt als Diagnose eine Bronchitis oder Sinusitis.

Sinusitis – wenn die Belüftung nicht mehr funktioniert

In der nasskalten Jahreszeit sind wir empfänglich für alle Erkältungskrankheiten. Aus einem anfänglich harmlosen Schnupfen entwickelt sich dann sehr leicht eine Entzündung der Nasennebenhöhlen, eine Sinusitis. Bakterien und Viren verursachen eine Entzündung in den oberen Atemwegen, die sich dann über die Nase zu den Nebenhöhlen fortsetzt. Die Schleimhäute in diesem Bereich schwellen an, die Luftzufuhr wird behindert und wir verspüren auf beiden Seiten unserer Nase einen erhöhten Druck. Im Anfangsstadium werden gegen diese Beschwerden abschwellende, schleimlösende und entzündungshemmende Medikamente eingesetzt. Wenn es sich um bakterielle Infektionen handelt, sind auch Antibiotika notwendig.

Wird nun mit einer anschließenden Enzymtherapie begonnen, unterstützt dies die Reparaturvorgänge und bringt unsere Abwehrkräfte wieder ins Gleichgewicht. Die Schleimhäute schwellen rascher ab, die Schmerzen lassen früher nach. Werden Enzyme zusammen mit dem verschriebenen Antibiotikum eingenommen, erhöhen sie durch verbesserte Durchblutung die Konzentration und damit die Wirkung des Medikamentes am Krankheitsort.

In Untersuchungen wurde herausgefunden, dass eine wiederkehrende Infektion nach einer Enzymtherapie wesentlich seltener auftritt.

Hier haben sich die Enzyme Bromelain und Trypsin besonders gut bewährt, wobei sinnvollerweise die Vitamine C und E und das Spurenelement Zink zusätzlich eingenommen werden sollen.

Enzyme bei Atemwegserkrankungen:

- Bromelain
- Trypsin

Bronchitis

Ähnlich der Sinusitis tritt eine Bronchitis häufig nach einer banalen Erkältungskrankheit auf, wird aber zusätzlich auch durch Rauchen und schlechte Raumluft ausgelöst. Der Körper reagiert bei einer Bronchitis mit Husten, Schmerzen in der Brust und beim Atmen, Fieber und einem Auswurf von zähflüssigem Schleim. Die Schleimdrüsen produzieren große Schleimmassen, um die Erreger wieder loszuwerden. Da die Flimmerhärchen meist nicht mehr richtig arbeiten und die Schleimhäute geschwollen sind, kann der Schleim nur erschwert abfließen und bleibt in den Bronchien hängen. Wenn dies länger als maximal zwei bis drei Wochen dauert, kann leicht eine chronische Bronchitis entstehen, die dann Lungengewebe krankhaft verändern kann.

Auch hier kann eine Enzymbehandlung in einzelnen Stadien hilfreich sein, das Entzündungsgeschehen positiv beeinflussen und die Bronchien wieder vom Schleim befreien. Besonders wirksam sind hier ebenfalls Bromelain und Trypsin. Selbstverständlich sollten Menschen, die an einer Bronchitis leiden, nicht rauchen und ihr Immunsystem stärken. Asthmatiker sollen die Einnahme von Enzymen mit ihrem Arzt absprechen.

Entzündung der weiblichen Geschlechtsorgane

Krankheitserreger, die über die weiblichen Geschlechtsorgane eindringen, wandern über die Gebärmutter bis zu den Eierstöcken hinauf und verursachen dort eine Entzündung, die so genannte Adnexitis. Dabei treten starke Druck- und Rückenschmerzen, Fieber, Übelkeit und manchmal auch Blutungen auf. Bei einer Eierstockentzündung muss unbedingt Bettruhe eingehalten und durch den Arzt eine Behandlung mit Antibiotika sowie schmerz- und krampfstillenden Mitteln eingeleitet werden.

> Wird eine Entzündung im Bereich der Eierstöcke nicht richtig ausgeheilt, dann können die Eileiter verkleben, die Fortpflanzungsorgane vernarben und starke Schmerzen die Folgen sein. Meist sind dies Gründe für eine erschwerte Schwangerschaft oder sogar Unfruchtbarkeit.

Da Enzyme unser Immunsystem tatkräftig unterstützen, eignen sie sich auch für alle Stadien dieser Erkrankung. In klinischen Studien hat sich gezeigt, dass die Enzyme Bromelain und Trypsin eine gute Ergänzung zu Schmerzmitteln, Entzündungshemmern und Antibiotika sind, zudem konnte die durchschnittliche Behandlungsdauer deutlich verkürzt werden.

Entzündung der Prostata

Die Entzündung der Vorsteherdrüse (Prostata) ist eine häufige Erkrankung bei Männern zwischen 25 und 60 Jahren und wird meist durch eine bakterielle Infektion ausgelöst. Schmerzen, Krämpfe und Fieber begleiten diese Entzündung, die immer nach ärztlicher Vorschrift mit einem Antibiotikum behandelt werden muss.

> Bei Patienten mit akuter Prostatitis haben klinische Untersuchungen gezeigt, dass Enzyme (am besten bewähren sich Bromelain und Trypsin), meist in Verbindung mit einem Antibiotikum, eine nachhaltige Besserung der Beschwerden bewirkt haben.

Entzündungen der Harnwege

Harnwegsinfektionen werden durch Kälte, Nässe oder einen zu geringen Harnabfluss begünstigt und führen in der Folge auch häufig zu Entzündungen der Fortpflanzungsorgane. Bei einer akuten Entzündung im Bereich der Harnwege helfen eine gezielte Antibiotika-Therapie sowie krampflösende Mittel und ausreichende Mengen an Flüssigkeit. Zusätzlich angewandte Enzyme lindern die Schmerzen, fördern die Durchblutung, verhindern eine Ausbreitung der Erreger und ein erneutes Auftreten der Entzündung. Auch hier werden besonders die Enzyme Bromelain und Trypsin eingesetzt, eine zusätzliche Gabe von Vitamin C und E unterstützt deren Wirkung.

> **Auch bei akuter Harnwegsinfektion bewirken Enzyme eine nachhaltige Besserung der Beschwerden:**
>
> - Bromelain
> - Trypsin

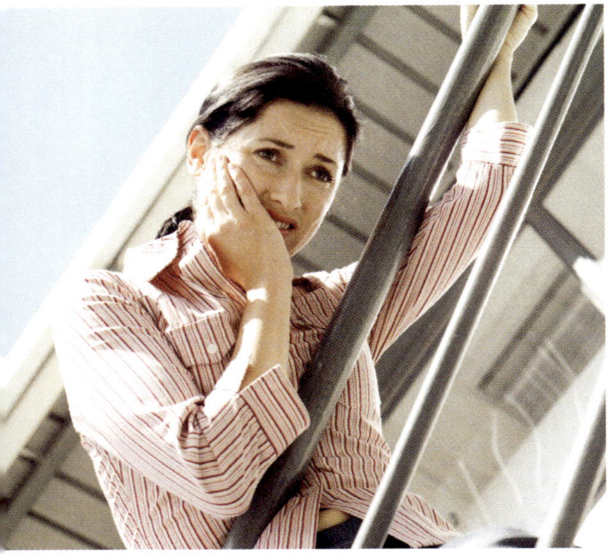

Enzyme bei Alltagsverletzungen

Verletzungen im Alltag wie der umgeknickte Knöchel, der blaue Fleck, Schürf- und Platzwunden sowie der Schnitt in den Finger gehören zu den häufigsten Gesundheitsstörungen.

Bei allen Verletzungen (mit und ohne offene Wunde, mit Ausnahme von Knochenbrüchen und Gelenkschäden) werden Enzympräparate mit eiweißspaltenden Wirkungen eingesetzt: Bromelain, Papain, Trypsin und Chymotrypsin. Das pflanzliche Bromelain verstärkt den Abbau von unliebsamen Ansammlungen von Wasser und Entzündungsstoffen, so genannten Ödemen. Die tierischen Enzyme Trypsin und Chymotrypsin zerlegen Blutgerinnsel und Blutklebstoff und sorgen so für eine bessere Durchblutung an der Verletzungsstelle. Durch das Zerkleinern und den Abtransport der Zelltrümmer wird eine aufgetretene Schwellung schnellstmöglich abgebaut und ein erneutes Anschwellen verhindert. Der Schmerz lässt rascher nach. Optimal unterstützt wird der Effekt dieser drei Enzyme durch den Pflanzenwirkstoff Rutosid, der verletzte Gefäße wieder abdichtet und so ihre Wirkung verstärkt.

Bei leichten Verletzungen ist durch die Einnahme von Enzympräparaten der Einsatz von Schmerzstillern oder Entzündungshemmern nicht notwendig, bei stärkeren Verletzungen kann er rasch verringert werden. Um einen möglichst schnellen Erfolg zu erzielen, rät der Sportmediziner, mit der Enzymbehandlung sofort nach der Verletzung zu beginnen.

Enzyme bei Operationen

Auch eine Operationswunde ist eine Verletzung von Haut, Bindegewebe, Muskeln und Nerven, und unser Körper reagiert genauso wie bei einer ungewollten Verletzung. Neben den Schmerzen und der eingeschränkten Beweglichkeit lauern bei Operationen noch zusätzliche Gefahren wie Infektionen, Ausbreitung von Entzündungen und Bildung von Blutgerinnseln.

Enzyme bei Verletzungen:

- Bromelain
- Papain
- Trypsin
- Chymotrypsin

Bei frisch operierten Patienten hat sich gezeigt, dass eine Enzymbehandlung eine optimale Ergänzung zu den klinischen Standardmaßnahmen ist.

Schwellungen, Entzündungen und Schmerzen klingen schneller ab, wodurch sich die Gefahr einer Embolie oder der Verstopfung eines Blutgefäßes verringert. Ebenso wird die Heilung von infizierten Wunden beschleunigt.

Von ähnlichen Erfolgen mit Enzymen nach Zahnoperationen oder dem Zahnziehen mit üblicherweise geschwollener Wange kann ich Ihnen aus eigener Erfahrung berichten. Die Schwellung tritt dabei in geringerem Maße oder gar nicht auf, und durch ihre Wirkung erleichtern die Enzyme auch, dass eventuell eingenommene Antibiotika oder Entzündungsmittel schneller an den Ort des Geschehens gelangen.

Schlecht und langsam heilende Wunden sowie übermäßige und unschöne Narbenbildung werden durch die Wirkung von Enzymen ebenso positiv beeinflusst. Hierbei kommen nicht nur Präparate zum Einnehmen sondern auch Enzymsalben zum Einsatz.

Besprechen Sie aber jedenfalls vor der Operation den möglichen Einsatz von Enzymen mit Ihrem Arzt!

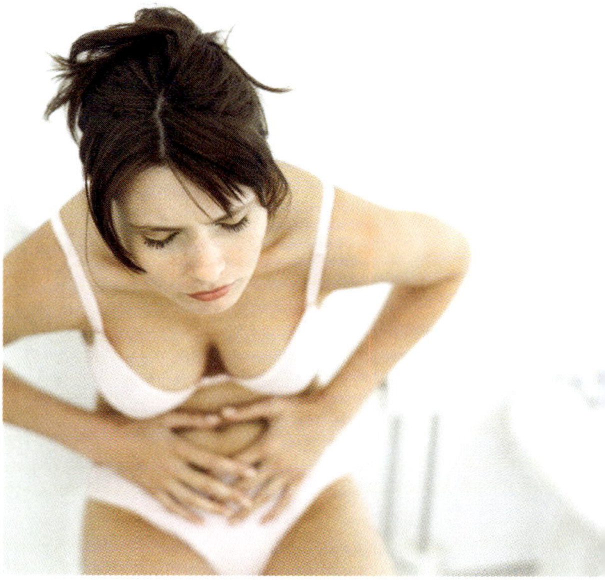

Enzyme und Verdauung

Unser Verdauungssystem kann mangelhafte und falsche Ernährung eine Zeit lang ohne größere Probleme verkraften, aber das Auftreten von Sodbrennen, Blähungen, Völlegefühl und Appetitlosigkeit sind erste Warnsignale und meist Vorboten von ernsthaften Erkrankungen. Wenn Verdauungsstörungen durch einen Enzymmangel hervorgerufen werden, wird eine Enzymtherapie sinnvoll und wirkungsvoll sein.

Lassen Sie den Arzt im Labor feststellen, an welchem Enzym es mangelt, und eine gezielte Einnahme des entsprechenden Enzyms wird die Störungen rasch bessern. Oft handelt es sich aber um nicht klar abzugrenzende Verdauungsstörungen, die als

Folge von falscher und einseitiger Ernährung auftreten. Gegen solche Beschwerden werden meist magen- und/oder darmwirksame Enzympräparate eingesetzt. Eines der ältesten Enzymmittel gegen Verdauungsstörungen ist die Sojasoße. Dabei wird Sojamehl mit Gerste oder Mais vermischt und dann durch Zusatz des Enzyms eines Pilzes (Aspergillus oryzae) zur Gärung gebracht. Viele darmwirksame Präparate enthalten Enzyme dieses Pilzes, die ihre Kraft besonders in der Spaltung von Fleischeiweiß einsetzen.

Enzyme für die Verdauung

- Pepsin
- Amylase
- Trypsin
- Chymotrypsin
- Lipase

Im Magen wird das Eiweiß unserer Nahrung durch das Enzym Pepsin gespalten, das aber zusätzlich noch Salzsäure benötigt. Wird im Magen zu wenig Salzsäure produziert, dann bleibt das Enzym Pepsin zu wenig aktiv und das Nahrungseiweiß kann nicht richtig aufgespaltet werden. Schon ab einem Alter von 50 Jahren produzieren die Drüsen der Magenschleimhaut weniger enzymhaltigen Magensaft, was dann beim Essen zu Völlegefühl und später zu stärkeren Magenbeschwerden führt.

In diesem Fall sind Enzympräparate wirksam, die das Enzym Pepsin enthalten, zusätzlich oft auch in Verbindung mit einer anderen Säure.

Bei einem Reizmagen, also bei einer Überproduktion von Magensäure, sollte die Kombination mit Säure jedoch nicht eingenommen werden.

Wenn die Bauchspeicheldrüse zu wenig Verdauungssaft produziert, sind die Symptome Blähungen, Übelkeit, Durchfall oder Erbrechen. Wenn die Enzyme der Bauchspeicheldrüse, die im Darm nicht nur Eiweiß und Kohlenhydrate sondern auch Fette spalten, fehlen oder in zu geringer Menge gebildet werden, dann werden die Nahrungsbestandteile nicht weiter zerkleinert und schließlich wieder unverwertet ausgeschieden.

Bei einem Mangel des Verdauungsenzyms Amylase werden die Kohlenhydrate nicht abgebaut. Die Folge davon ist eine verstärkte Entwicklung von geruchlosen Gasen wie Kohlendioxid, Wasserstoff oder Methan. Fehlen hingegen die eiweißspaltenden Enzyme Trypsin und Chymotrypsin, dann entstehen übel riechende Gase wie Schwefelwasserstoff.

Am häufigsten kommt es jedoch bei der Fettverdauung zu Störungen. Fette und die fettlöslichen Vitamine A, D, E und K werden nur durch das Enzym Lipase gespalten und dadurch weiterverwertet. Da die Bauchspeicheldrüse das einzige Organ in unserem Körper ist, das dieses Enzym produziert, muss es bei einem Ausfall ersetzt werden. Andernfalls kommt es zu Durchfall und zur Bildung so genannter Fettstühle, was man daran erkennt, dass der Stuhl im Wasser der Toilettenschüssel schwimmt.

Neuerdings gibt es ein Präparat dass genau dieses Enzym hemmt, die Zerlegung von Fett zu 30 – 40 % verhindert und so die Kalorienzufuhr senkt. Dieses Präparat wird bei Fettleibigkeit eingesetzt, die durch übermäßigen Fettkonsum verursacht wird. Bei fettreicher Ernährung und gleichzeitiger Einnahme dieses Mittels ist die oben erwähnte Wirkung von Durchfall und Fettstuhl die Folge, was wiederum einen erzieherischen Effekt auf den Fettkonsum des Betroffenen hat.

Blähungen sind an und für sich ein natürlicher biologischer Vorgang, denn Gase entstehen beim Abbau aller Nahrungsbestandteile. Die Menge dieses Gases kann sich zusätzlich durch das Einatmen von Luft, aber auch durch die mit der Nahrung aufgenommenen Luftanteile vergrößern. So enthalten zum Beispiel frisches Brot, Schlagsahne, kohlensäurehaltige Getränken usw. hohe Anteile an Luft.

Bei anhaltenden Verdauungsstörungen ist immer eine ärztliche Untersuchung erforderlich, um der Ursache auf den Grund zu gehen. Die verstärkte Zufuhr von pflanzlicher, also zellulosehaltiger Nahrung oder die Umstellung der Ernährungsgewohnheiten können ebenso Verdauungsprobleme auslösen. Hier sind darmwirksame Enzympräparate angezeigt, die das Enzym Pankreatin enthalten, welches aus einem Bauchspeicheldrüsenextrakt von Rindern oder Schweinen gewonnen wird. Ebenso dafür geeignet sind Enzyme aus dem Schlauchpilz Aspergillus oryzae, die einen großen Anteil des Enzyms Zellulase enthalten, welches besonders gut pflanzliche Kost spaltet. Ebenso sind kleinere Mengen der Enzyme Protease und Amylase in dieser Enzymmischung vorhanden, die dann auch die Verdauung von Kohlenhydraten und Eiweiß unterstützen.

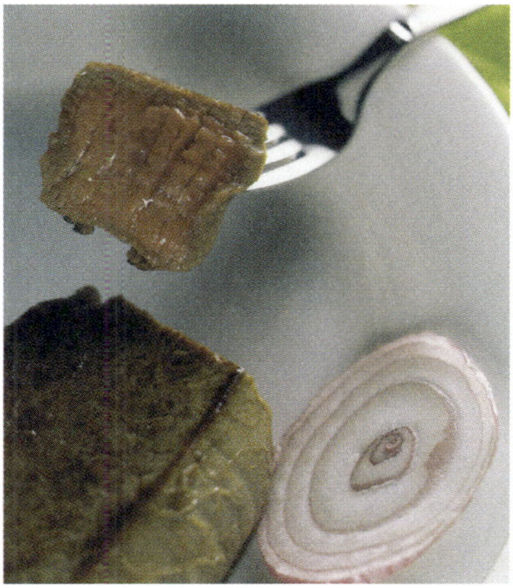

Die häufigsten Verdauungsprobleme sind Störungen der Fettverdauung – diese müssen jedenfalls behandelt werden.

Damit die darmwirksamen Enzyme in Präparaten ihre Wirkung voll entfalten können, werden sie in einer magensaftresistenten Hülle angeboten, die sicherstellt, dass die Magensäure die Enzyme nicht angreift und sie wie gewünscht im Darm ihre Wirkung entfalten.

Magen- und darmwirksame Enzympräparate werden dann eingesetzt, wenn die Leistung von allen Verdauungsorganen (Magen, Darm, Galle und Leber) gestört ist.

Sie enthalten Darmenzymgemische, die teils im Magen und teils im Darm wirksam werden. Bei Vorliegen einer akuten Entzündung der Bauchspeicheldrüse dürfen jedoch keine darmwirksamen Enzympräparate eingenommen werden.

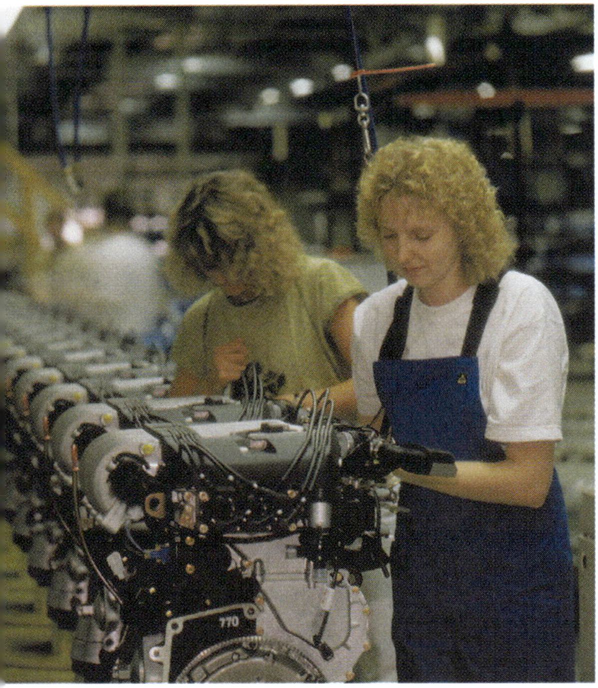

Enzyme und Venenleiden

Venenleiden zählen heute in Europa zu den Zivilisationserkrankungen, bei jedem achten Österreicher verläuft die Krankheit bereits chronisch und schreitet langsam aber stetig voran. 20% der Betroffenen sind Thrombose-gefährdet. Leider sterben auch heute noch tausende Menschen an den Folgen einer Venenthrombose oder einer Lungenembolie, bei der ein Blutgerinnsel die Lungenfunktion so schwer beeinträchtigt, dass dies tödliche Folgen hat. Befragungen haben ergeben, dass sich nur jeder fünfte Österreicher, der Venenbeschwerden hat, in ärztliche Behandlung begibt.

Die Bedeutung des Venensystems

Unser Blutgefäßsystem stellt aufgrund seiner raffinierten Vernetzung sicher, dass das vom Herzen kommende nährstoff- und sauerstoffreiche Blut jede einzelne Körperzelle erreicht. Ist dieses Blut am Bestimmungsort angelangt, tauscht es Sauerstoff und Energie gegen die in den Zellen nicht mehr benötigten Abfallprodukte an die Venen aus. Dieses jetzt sauerstoffarme, »verbrauchte« Blut wird schnellstmöglich über die Venen zum Herzen befördert, wieder in die Lungen gepumpt und mit Sauerstoff angereichert.

Die Aufgabe unserer Venen besteht also darin, verbrauchtes Blut zu sammeln und zum Herzen zurückzubringen. Die Bedeutung unserer Venen lässt sich auch daraus ersehen, dass nur rund 20 % der gesamten Blutmenge in den Arterien zirkuliert, jedoch 80 % im Venensystem. Davon zirkulieren wiederum 2/3 in den Armen und Beinen. Unser Venensystem hat eine schwierige Aufgabe zu erfüllen: Beim Stehen oder Gehen muss der lange Weg des Blutes von den Zehen bis hin zum Herzen gegen die Schwerkraft bewerkstelligt werden.

Funktioniert die Blutzirkulation in den Venen nicht mehr korrekt, kann es zu → Krampfadern, → Venenschäden und → Thrombose kommen (siehe Lexikon).

Mögliche Folgen von unzureichender Blutzirkulation:

- Krampfadern
- Venenschäden
- Thrombose

Versackt das verbrauchte Blut in den Beinvenen, erhöht sich der Druck auf die Gefäße, diese weiten sich aus, werden durchlässig und lassen die im Venenblut enthaltenen Abfallprodukte in die Umgebung diffundieren, die dann deutlich aufquillt. Eine Entzündungsreaktion unseres Körpers, der den Schaden bekämpfen und reparieren möchte, ist jetzt die Folge. Der Blutklebstoff Fibrin wird ausgeschickt, um das Schadensgebiet einzugrenzen, wodurch die Umgebung noch weiter anschwillt. Spätestens zu diesem Zeitpunkt sollte eine rasche Behandlung einsetzen, andernfalls steigt das Risiko, dass sich kleine Blutgerinnsel an den Gefäßwänden festkleben. Mit der Zeit wachsen diese zu immer größeren Blutpfropfen an, die dann das Venengefäß verschließen, was wiederum lebensbedrohlich sein kann. Da Venenerkrankungen nicht wirklich heilbar sind, sollte neben vorbeugenden Maßnahmen schon bei den ersten Anzeichen einer Erkrankung sofort eine Behandlung eingeleitet werden.

Krampfadern

Die leichteste, aber auch am häufigsten vorkommende Form der Venenschwäche sind die Krampfadern. Diese knotigen, schlängelnden Gebilde treten auf, weil das verbrauchte Blut nicht mehr den Weg zum Herzen findet und in den oberflächlichen Beinvenen versackt. Durch den Druck dieser Blutansammlung verlieren die Venenwände an Spannkraft, der Blutfluss verlangsamt sich. Krampfadern setzen eine erbliche Vorbelastung voraus, entstehen aber hauptsächlich durch Bewegungsmangel, wobei Schwangerschaften, die Wechseljahre, Übergewicht und das Alter ein Fortschreiten begünstigen.

Die beste Vorbeugung ist ausreichende, tägliche Bewegung.

Benutzen Sie so oft wie möglich die Treppe und nicht den Fahrstuhl, gehen Sie viel spazieren und wandern, treiben Sie Sport oder tragen Sie, falls die ersten Anzeichen sichtbar sind, Stützstrümpfe. Wer beruflich lange stehen oder sitzen muss, sollte zwischendurch immer wieder ein Beinmuskeltraining durchführen, indem auf den Zehenspitzen gewippt wird.

Eine erbliche Veranlagung kann man auch mit Enzymen nicht wirklich korrigieren, aber eine Behandlung mit ihnen wirkt vorbeugend, da diese einen langsamen Blutstrom beschleunigen und der Bildung von Blutgerinnseln entgegenwirken. Einige Enzympräparate enthalten noch zusätzlich den Wirkstoff Rutosid, der aus Grünpflanzen gewonnen wird und undicht gewordene Gefäße abdichtet.

Venenentzündungen

Venenentzündungen sind sehr schmerzhaft und selbst bei einer optimalen Behandlung nicht leicht in den Griff zu bekommen. Meist werden gleichzeitig Kompressionsverbände angelegt und schmerzlindernde und entzündungshemmende Medikamente eingesetzt.

Enzyme für die Venen:

- Bromelain
- Pankreatin
- Trypsin
- Chymotrypsin

Hier können Enzyme einen wertvollen Beitrag leisten, indem sie den Blutfluss verbessern, Schwellungen abbauen und die Entzündungen schneller heilen lassen. Besonders gut helfen die Enzyme Bromelain, Pankreatin, Trypsin und Chymotrypsin.

Venenthrombose

Die gefürchtetste aller Venenerkrankungen ist die tiefe Beinvenenthrombose, bei der bereits ein verklumpter Blutpfropfen ein Gefäß verschlossen hat. Da hier meist die tief liegenden Venen betroffen sind, ist die Hauptstrombahn, die das venöse Blut zum Herzen führt, behindert oder versperrt. Dadurch staut sich das Blut unterhalb des Verschlusses und das betroffene Bein schwillt an, verfärbt sich bläulich und Auftreten, Gehen und Stehen ist schmerzhaft. Eine erbliche Disposition darf nicht auf die leichte Schulter genommen werden, überhaupt wenn Krampfadern, Übergewicht, Bewegungsarmut, Pille und Nikotin hinzukommen.

> Wenn es sich um eine Venenthrombose handelt, ist eine Klinikeinweisung unumgänglich, um der Gefahr einer Lungenembolie zu entgehen (→ Thrombose).

In der Klinik werden in diesem Fall starke gerinnungshemmende Substanzen wie Heparin oder Enzyme direkt in den Blutkreislauf gespritzt, damit sie möglichst rasch zum Blutpfropfen gelangen und diesen auflösen. Hier werden meistens die eiweißspaltenden Enzyme Streptokinase und Urokinase injiziert. Das Enzym Urokinase wird von unserem Körper in der Niere gebildet. Üblicherweise löst sich nach einer solchen »Lyse-Therapie« der Blutpfropfen innerhalb kurzer Zeit auf, und das betroffene Gefäß ist wieder durchgängig. Dabei wirken die beiden hoch dosierten Enzyme wie Hochdruckreiniger, die verstopfte Rohre wieder frei machen.

Eine Einnahme von Enzymtabletten ist erst dann sinnvoll, wenn die akute Gefahr gebannt ist. Enzyme halten das Blut dünnflüssig und sich zusammenklumpende Blutplättchen lösen sich wieder auf. Aber auch als Nachbehandlung einer akuten Therapie leisten Enzyme bei den Reparaturarbeiten an den geschädigten Venenwänden gute Dienste. Sie optimieren die Fließeigenschaften des Blutes, beseitigen Abfallprodukte und sorgen dafür, dass das Bein wieder abschwillt. Weiters bewirken sie, dass Blutplättchen nicht mehr so leicht zusammenklumpen.

Bewährt hat sich hier eine Zusammensetzung der Enzyme Bromelain, Trypsin, Chymotrypsin und Pankreatin mit dem Pflanzenwirkstoff Rutosid. Ein Erfolg ist in den meisten Fällen nach mehreren Wochen zu sehen, wobei die gleichzeitige Einnahme von Vitamin E und Magnesium die Aussichten verbessern.

»Offene Beine«

Als Folge von Krampfadern, Venenentzündungen oder einer Venenthrombose kann sich ein Beingeschwür bilden, das »offene Bein« (Ulcus curis). Ein Alarmzeichen ist es, wenn Schwellungen am Unterschenkel oder Knöchel richtig hart und fest werden (harte Beine), sich die Haut dort rötet und schuppt und Anzeichen eines Ekzems sichtbar werden. Meist entsteht dann unter heftigen Schmerzen ein Geschwür, weil die Venenerkrankungen dazu führen, dass die umliegenden Gebiete nicht mit Sauerstoff versorgt werden.

Die Behandlung eines solchen »offenen Beines« gehört immer in die Hände eines Arztes. Die Heilung von Beingeschwüren ist sehr langwierig, und da diese Bereiche eine bevorzugte Brutstätte für Bakterien sind, ist eine Heilung schwierig. Enzympräparate können aber neben der ärztlichen Therapie den Wundheilungsprozess beschleunigen, denn sie fördern den Abtransport abgestorbenen Gewebes, beseitigen die Schwellung und verbessern die Durchblutung. Außerdem tragen sie zur Zellerneuerung bei und lindern die Entzündung. Auch hier haben sich die Enzyme Bromelain, Trypsin, Chymotrypsin und Pankreatin bestens bewährt.

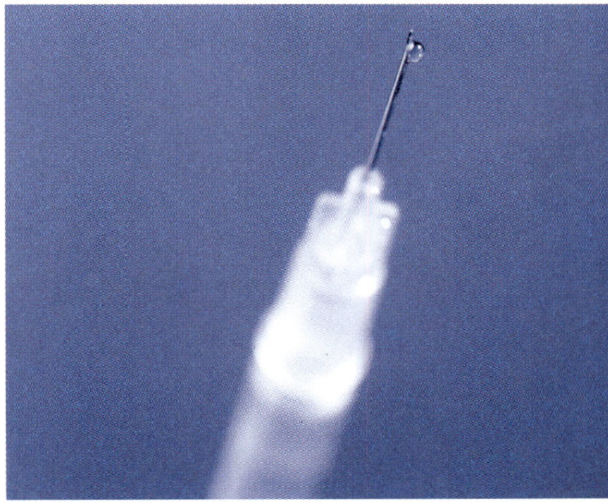

Enzyme und Virusinfektionen

Bei der Bekämpfung von Viren ist die moderne Forschung noch immer relativ machtlos, vor allem hinsichtlich der Arzneimittel, die gegen Viren wirksam sind.

Den besten und meist lebenslangen Schutz gegen Viren erreichen wir durch Impfungen, wie zum Beispiel bei den Pocken, die gänzlich ausgerottet sind, oder der Kinderlähmung. Beim Impfstoff gegen Influenza-Viren, dem Grippe-Impfstoff, müssen die Hersteller jedes Jahr eine neue Zusammensetzung produzieren. Deshalb muss die Grippeimpfung auch jährlich durchgeführt werden, damit den veränderten Grippeviren der Impfstoff angepasst wird.

Viren sind kleinste Lebewesen, so winzig, dass eine Ansammlung von 1000 Milliarden Stück in etwa so groß wie ein Stecknadelkopf ist. Jedes Virus ist auf sich allein gestellt nicht lebensfähig, denn es verfügt über keinen eigenen Stoffwechsel, kann sich nicht alleine ernähren und vermehren. Deshalb sind Viren wie andere Parasiten und Schmarotzer darauf angewiesen, sich einen Wirt zu suchen, der ihnen alles bietet, was sie zum Leben brauchen.

Ein Virus ist in seinem Aufbau sehr einfach uns besteht aus Nukleinsäuren, Eiweißmolekülen und einer Eiweißhülle. Meist gelangen Viren durch Feuchtigkeitströpfchen in unseren Körper, weshalb wir bei dieser Art von Übertragung von einer Tröpfchen-Infektion sprechen. Niest, hustet oder spuckt jemand in unserer Umgebung, werden feinste Wassertröpfchen abgegeben. Die darin befindlichen Viren dringen dann in unseren Körper ein und saugen sich bei der erstbesten Gelegenheit an einer unserer Zellen fest. Anschließend dringen sie in die Zellwand unserer Körperzelle und geben ihr eigenes Erbmaterial ins Zellinnere ab. Dieses Virus-Erbmaterial übernimmt sofort die Leitung der befallenen Zelle und zwingt diese, nach ihrem genetischen Bauplan Virus-Nachkommen in großer Zahl herzustellen. Die infizierte Körperzelle schwillt aufgrund der vielen Viren, die sie ungewollt produziert hat, so an, dass sie schließlich auseinander platzt. Die aus den Wirtszellen entlassenen Virusnachkommen befallen nun weitere Körperzellen, bis schließlich unser ganzer Körper mit Milliarden von Viren überschwemmt ist.

> Viren sind alleine nicht überlebensfähig, weil sie keinen eigenen Stoffwechsel haben.

Viren können allerdings noch auf eine andere Art ihre Vermehrung unbemerkt vorantreiben: Sie bauen einfach ihr Erbmaterial in die Erbsubstanz unserer Körperzellen ein und werden so bei jeder Teilung unserer Zellen weitervererbt. Das ist eine hervorragende Tarnung, und eine Erkrankung kann erst nach Generationen von Zellteilungen zum Ausbruch kommen.

Eine weitere Strategie der Viren zielt darauf ab, eigene Erbanlagen untereinander immer wieder auszutauschen. Durch diesen Gen-Austausch entstehen immer wieder neue »mutierte« Viren, die unser Abwehrsystem und dessen Gedächtniszellen dann nicht mehr erkennt. Welche Auswirkungen ihre Tarnkünste haben können, haben wir mehrmals erlebt, als Grippeviren die ganze Welt in Angst und Schrecken versetzten. 1968 entstand der Hongkong-Stamm, welcher in sich einen Teil eines zuvor grassierenden Grippevirus und ein Gen von einem Entenvirus vereinte. Der durchschlagende »Erfolg« dieses Hongkong-Stammes resultierte daraus, dass das Gen aus dem Entenvirus die Virushülle für die Zellen unseres Immunsystems unsichtbar machte. Die körpereigenen Antikörper konnten das feindliche Virus nicht ausmachen und deshalb auch keine wirkungsvolle Infektabwehr aufbauen. Natürlich kann unser Abwehrsystem gegen ihm unbekannte Viren Antikörper entwickeln, doch bis diese produziert sind, haben die Viren einen gewaltigen Zeitvorsprung, der ausreicht um eine Epidemie auszulösen.

Aber auch ungenügende Hygieneverhältnisse in Krankenhäusern können zu einer Virusepidemie beitragen, wie die Masseninfektion mit dem Ebola-Virus in Zentralafrika gezeigt hat. Dabei wurden mehrfach gebrauchte und unsterile Nadeln und Spritzen verwendet, und so konnte sich dieser Virus rasend schnell vermehren und übertragen werden. Das immer noch grassierende Ebola-Virus, benannt nach einem Fluss in Nord-Zaire, ist wohl einer der gefährlichsten uns bekannten Erreger, denn neun von zehn Infizierten überleben diese Infektion nicht. Gegen diese Viruserkrankung, die bis jetzt nur in Afrika aufgetreten ist, und deren Übertragung noch immer unklar ist, gibt es bis jetzt noch kein wirksames Arzneimittel.

Die beste Waffe gegen Viren: Eine intakte Immunabwehr und Enzyme

Unser Immunsystem kann mit Viren selbst fertig werden, denn es verfügt über die Möglichkeiten diese zu erkennen und zu vernichten, bevor sie unsere Körperzellen befallen. Vor allem die großen Fresszellen, die völlig selbstständig Viren verschlingen können, sind die erste körpereigene Einsatztruppe. Dann gibt es noch Botenstoffe, die Zytokine, die von virusinfizierten Zellen ausgesandt werden und so Nachbarzellen vor dieser Gefahr warnen.

Schließlich produziert unser Immunsystem noch für jede Virenart spezifisch angefertigte Antikörper, die Viren in Immunkomplexen aufnehmen und auf diese Art unschädlich machen. Dann sind da noch die Killerzellen, die in Zellen eingedrungene Fremdstoffe wieder aus dem Zellinneren herausbefördern. Dadurch werden Viren für unser Abwehrsystem sichtbar und können so erkannt und beseitigt werden.

Auch unsere Körperenzyme sind eine effektive Unterstützung zur Virenbekämpfung.

Viren, die noch nicht in menschliche Körperzellen eingedrungen sind, werden von den Enzymen aufgelöst und beseitigt, weil Enzyme glauben, dass es sich um Eiweiß handelt, das entsorgt werden muss. Selbst wenn sich ein Virus bereits an der Zellwand festgesaugt hat, können Enzyme noch einschreiten. Versucht das Virus in die Zelle einzudringen, dann verhüllt unser Körper – um die Zelle vor einer Verletzung zu schützen – den Feind mit einem Netz aus dem Blutklebstoff Fibrin.

Durch diese Maßnahme werden die Viren vorübergehend für unsere Abwehrtruppe unsichtbar, Körperenzyme bauen das Fibrinnetz aber wieder ab und enttarnen die Viren, damit unser Immunsystem diese wieder erkennen kann. Ist ein Virus ins Zellinnere eingedrungen, ist unsere Immunabwehr jedoch vorerst einmal machtlos.

> Üblicherweise benötigt unser Körper 7 bis 8 Tage, bis er eine Virus-Invasion erfolgreich abgewehrt hat.

Ist die Virusart unseren Gedächtniszellen bereits bekannt, dann können wir schneller Antikörper produzieren. Bei einer neuen, uns unbekannten Virusart werden auch Antikörper gebildet, welche Viren in Immunkomplexen gefangen nehmen und schließlich unschädlich machen. Wenn aber eine riesige Anzahl von Viren unseren Körper überfällt, ist unser Immunsystem vorerst einmal zahlenmäßig unterlegen.

Lebenslange Tarnung von Viren

Selbst wenn wir ein gut funktionierendes Immunsystem haben, schaffen es besonders gefinkelte Viren, in Körperzellen einzudringen und sich dort teilweise lebenslang zu verstecken. Solange unser Immunsystem fit und aktiv ist, bleiben sie in ihrer Wirtszelle und verhalten sich unauffällig. Diese Viren liegen aber ständig auf der Lauer und warten auf einen günstigen Augenblick, in dem unser Immunsystem etwas schwächelt, um einen »überraschenden Überfall« zu starten. Diese Art von Viren betreibt dieses Versteckspiel und immer neue Überfälle ein Leben lang, es sind die Herpesviren.

Herpes-simplex-Viren

Diese fast jedem bekannten Viren, die an Mund, Lippen und Nase juckende Hautbläschen verursachen, sind als Fieberblasenviren bekannt. Sie sind zwar unangenehm aber harmlos, weil sie innerhalb von ein bis drei Wochen mitsamt ihren Mini-Geschwüren auch ohne Behandlung wieder verschwinden.

Zumeist wird die erste Infektion vom Betroffenen kaum bemerkt und diejenigen Herpesviren, deren unser Immunsystem nicht habhaft werden konnte, verstecken sich in Nervenknoten (den Ganglien).

Wenn Sie immer wieder von Herpesviren geplagt werden, wissen Sie, dass die brennenden Bläschen meist an der gleichen Stelle auftreten und immer dann erscheinen, wenn der Stress zu viel wird, das Immunsystem durch eine Erkältung abgelenkt ist oder bei Frauen der Beginn der Monatsblutung naht.

Es gibt aber noch einen zweiten Herpesvirus, der beim Geschlechtsverkehr übertragen wird, und zu langwierigen Entzündungen führt – der Herpes simplex genitalis. Eine Infektion ruft Juckreiz, Spannungsgefühl und Bläschenbildung im gesamten Bereich der Genitalien hervor.

Enzyme bei Herpesviren:

- Papain
- Trypsin
- Chymotrypsin

Gegen Herpesviren werden Arzneimittel mit dem Wirkstoff Aciclovir erfolgreich eingesetzt.

Untersuchungen haben gezeigt, dass Enzyme eine sinnvolle Ergänzung oder Alternative zu diesem Wirkstoff sein können.

Enzyme können

- aktiv gewordene Erreger enttarnen, wodurch unser Abwehrsystem seine Aufgabe besser erfüllen kann,
- den Juckreiz rascher verschwinden lassen,
- die unansehnlichen Bläschen an Lippe oder Nase früher abheilen als sonst und
- die Abstände zwischen dem erneuten Auftreten von Fieberblasen immer größer werden lassen.

Je früher Sie mit der Behandlung beginnen, also schon beim ersten Spannen der Haut an den befallenen Bereichen, desto erfolgreicher ist eine Einnahme von Enzymen, die durch das Auftragen von Enzymsalbe noch verstärkt werden. Papain, Trypsin und Chymotrypsin haben sich hierbei besonders bewährt.

Enzymtherapie bei Gürtelrose

Ein Virus, der auch zur Herpesgruppe gehört, ist der Varicella-Zoster-Virus oder die Gürtelrose.

Eine Enzymbehandlung als Ergänzung zum Virostatikum Aciclovir bietet entscheidende Vorteile. Eine zusätzliche Einnahme von Enzymen sofort nach Auftreten der ersten Bläschen kann erstaunliche Ergebnisse bringen. Die Schmerzen nehmen rasch wieder ab, die Bläschen verkrusten schneller und ohne Narben, und die gefürchteten Nervenschmerzen bleiben aus. Enzyme sind in der Lage Zoster-Viren zu enttarnen, die aufgetretenen Immunkomplexe zu zerlegen und abzubauen. Die Enzyme mobilisieren Makrophagen und lindern schließlich die auftretende Entzündung und den Schmerz. Am besten wirksam sind hier die Enzyme Papain, Trypsin und Chymotrypsin in Kombination mit hoch dosiertem Vitamin C und E.

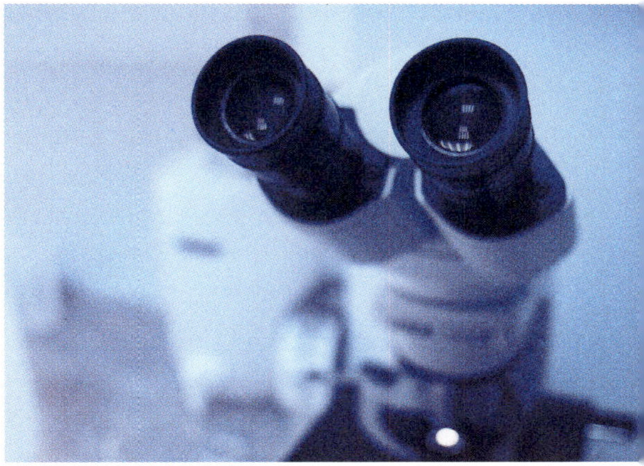

Tumorerkrankungen

Das Wort Tumor beschreibt die Auswirkung einer Erkrankung, bei der sich eine Geschwulst bildet. Ein Tumor, egal ob gut- oder bösartig, entsteht, weil eine unserer 70 Billionen Körperzellen entartet und anfängt sich hemmungslos zu teilen und zu wuchern. Das Gefährliche an den bösartigen Tumoren ist, dass sich einzelne Zellen aus dem Geschwulst-Verband lösen, mit dem Blutstrom in andere Körperbereiche gelangen und dort Tochtergeschwülste (Metastasen) bilden können. Dies ist für ein Überleben von schicksalhafter Bedeutung, weil rund 80 % der Todesfälle auf Metastasen zurückzuführen sind, und nicht auf den ursprünglichen Tumor.

Wie entsteht Krebs?

Jeder Mensch bildet täglich immer wieder eine ganze Reihe von entarteten Zellen, die zu einem Krebsgeschwür auswachsen können. Ein gut funktionierendes Immunsystem erkennt und vernichtet diese »krebsigen« Zellen aber vollständig.

Man geht davon aus, dass solche Zellen durch einen Defekt im Erbgut entstehen können, genauso gut wie durch falsche Ernährung, durch Schadstoffe und Strahlen oder durch Bakterien und Viren.

Da die Leistungsfähigkeit unseres Immunsystems im Alter nachlässt und dadurch vermehrt Schadstoffe in den Zellen zurück bleiben, steigt das Risiko an, im Alter an Krebs zu erkranken.

Mögliche Ursachen der Krebszellenbildung:

- Defekte im Erbgut
- falsche Ernährung
- Schadstoffe
- Strahlen
- Bakterien und Viren

Man hat herausgefunden, dass Tumorzellen ganz bestimmte Adhäsionsmoleküle (Anhaftungsmoleküle) aufweisen, mit denen sie sich an Zell- oder Gefäßwänden festhaken. Einmal festgehakt, dringen sie in das umliegende Gewebe ein, vermehren sich dort und so entsteht eine Tochtergeschwulst – eine Metastase. Durch diese Eigenschaft können sich einmal im Blut befindliche Tumorzellen im gesamten Körper, in allen Organen ihre zerstörerische Kraft entfalten. Im Gegensatz zu den Autoimmunerkrankungen, bei denen Abwehrkräfte fehlgesteuert werden, umgehen Krebszellen die Erkennungs- und Abwehrfunktion unseres Immunsystems und täuschen und unterwandern so unsere Schutztruppe. Die zwei wichtigsten Aspekte bei Krebserkrankungen sind einerseits die Stärke unseres Immunsystems und andererseits die Frage, ob es sich bei einer Tumorzelle um eine »gute« oder bösartige handelt.

Wie Tumorzellen täuschen

Tumorzellen haben eine erfolgreiche Strategie entwickelt, um sich vor dem Zugriffen unserer Immunabwehr zu schützen. Sie umhüllen sich mit einer Schicht aus dem Blutklebstoff Fibrin, damit ihre charakteristischen Oberflächenmerkmale, an denen sie unser Immunsystem erkennen könnte, unbemerkt bleiben. Durch das Fibrin verstärken sie weiters ihre Haftfähigkeit und unterstützen die Arbeit der Anhaftungsmoleküle, sodass die Tumorzellen leicht an gesunden Gewebezellen kleben bleiben. Tumorzellen beherrschen noch ein weiteres Täuschungsmanöver, indem sie von ihrer Zelloberfläche bestimmte Moleküle abstoßen, die die menschlichen Abwehrkräfte irreführen und die Aktivität des Immunsystems reduzieren. Normalerweise gelingt es unserem Immunsystem, mit Krebs infizierte Zellen in Zusammenarbeit mit Körperenzymen, Killer- und Fresszellen aufzuspüren und zu vernichten. Bestimmte Immunzellen, die T-Lymphozyten, vermögen Krebszellen sogar im direkten Kontakt zu zerstören. Auch bestimmte Zellbotenstoffe wie zum Beispiel der TNF (Tumor Nekrose Faktor) spielen eine entscheidende Rolle bei der Vernichtung von Krebszellen. Durch das von Krebszellen abgeworfene Oberflächenmolekül vernetzen sich die TNF-Moleküle zu größeren Gebilden und verlieren so ihre Tumorzerstörungskraft. Mit diesen und anderen Tricks gelingt es Tumorzellen, die körpereigene Immunabwehr zu täuschen und zu umgehen, um möglichst ungestört ihr Wachstum fortzuführen.

Enzymtherapie bei Krebs

Das heutige Gesamtkonzept der Krebstherapie umfasst die chirurgische Entfernung des Tumors, eine Bestrahlung und eine Chemotherapie. Da diese Therapien aggressive Eingriffe in unseren Körper bedeuten, kommt es immer wieder zu Nebenwirkungen, unter denen einerseits der Krebspatient zu leiden hat und andererseits unser Immunsystem geschädigt wird.

Die Forschung bemüht sich, Therapien zu entwickeln, die die Nebenwirkungen verringern und die körpereigene Immunabwehr wieder ankurbeln.

Auch hier kann eine Enzymtherapie unterstützende Hilfe anbieten. Auf der einen Seite sind die eiweißspaltenden Enzyme imstande den Fibrinmantel der Tumorzellen abzubauen, sodass diese aufgespürt und vernichtet werden können, andererseits steigern die Enzyme die Aktivität der Fresszellen und stimulieren die natürlichen Killerzellen. Weiters gelingt es den Enzymen auch, die für ihre klebstoffartige Wirkung verantwortlichen Anhaftungsmoleküle zu vermindern, wodurch die Bildung von Tochtergeschwülsten verringert wird. Enzymen gelingt es auch, die vorhin erwähnten Gebilde aus TNF-Molekülen wieder zu spalten und ihnen dadurch ihre ursprüngliche Fähigkeit, nämlich Krebszellen zu zerstören, zurückzugeben. Bei einer Chemotherapie gelingt es den Enzymen, Nebenwirkungen wie Übelkeit, Brechreiz und Haarausfall zu verringern, was für die Lebensqualität der Betroffenen von großem Wert ist. Klinischen Tests zufolge eignen sich Papain und Trypsin zur Verhinderung einer Neuentstehung.

Zusätzliche Gabe von Betakarotin, Vitamin C und E, sowie Selen werden von Experten empfohlen. Selbstverständlich sollten Krebspatienten eine zusätzliche Einnahme von Enzymen mit ihrem Arzt besprechen.

Enzyme bei Krebsvorbeugung:

- Papain
- Trypsin

Zusätzlich:

- Betakarotin
- Vitamin C
- Vitamin E
- Selen

Autoimmunerkrankungen

Alle Erkrankungsformen, bei denen die körpereigenen Abwehrkräfte verrückt spielen, und den Körper nicht mehr vor Fremdeindringlingen schützen, sondern stattdessen körpereigene und gesunde Zellen angreifen und zerstören, werden unter dem Begriff Autoimmunerkrankungen zusammengefasst.

Warum unsere Immunabwehr außer Kontrolle gerät ist nach wie vor unklar, wobei der Verdacht in Richtung genetische Veranlagung, Virusinfektionen, Vergiftungen oder starke Einwirkung von freien Radikalen geht.

Ursachen für eine geschwächte Immunabwehr können sein:

- genetische Veranlagung
- Virusinfektionen
- Vergiftungen
- freie Radikale

Zu den typischen Krankheitsbildern zählen die Polyarthritis, die chronischen Darmerkrankungen »Morbus Crohn« und »Colitis ulcerosa« sowie die Multiple Sklerose.

Diese Krankheiten, die auf den ersten Blick komplett unterschiedlich »wirken«, haben zwei Dinge gemein: Sie treten immer mit Entzündungserscheinungen auf, und immer führen Irritierungen unseres Abwehrsystems dazu, dass eigenes, gesundes Gewebe angegriffen wird. Der rote Faden dabei ist: Die Angriffe der körpereigenen Abwehrkräfte betrachten bestimmte körpereigene Strukturen irrtümlicherweise als Fremdstoffe und bekämpfen mit allen zur Verfügung stehenden Mitteln gesundes Gewebe.

Colitis ulcerosa und Morbus Crohn

Bei beiden Autoimmunerkrankungen leiden die Betroffenen unter heftigen Bauchschmerzen und häufigen Stuhldrang, der schleimig und oft blutig ist. Es gilt als gesichert, dass eine genetische Veranlagung die Ursache für diese unangenehme Erkrankung ist. Unangenehm deshalb, weil nicht nur der Darm betroffen ist, sondern der gesamte Organismus darunter leidet. Bei der Colitis ulcerosa beschränkt sich die Schädigung ausschließlich auf die Schleimhaut des Dickdarmes, wobei es Hinweise gibt, dass eine über Jahre anhaltende Colitis die Entstehung von bösartigen Tumoren begünstigt. Beim Morbus Crohn wird der gesamte Verdauungstrakt, vom Mund bis zum Enddarm, von entzündlichen Prozessen geplagt. Dabei bilden sich im Darm Geschwüre, so genannte Fisteln, und eitrige Abszesse.

Behandlung bei Morbus Crohn und Colitis ulcerosa

In den akuten Krankheitsphasen werden häufig Cortison oder die Abwehr unterdrückende Präparate eingesetzt, sowie bei chronischen Verläufen das Medikament Sulfasalazin. Ziel dieser Behandlung ist es, die bei dieser Erkrankung reichlich gebildeten Immunkomplexe sowie Antikörper aus dem Blut der Patienten zu entfernen, damit diese den Angriff auf eigenes, gesundes Gewebe nicht ausführen können. Da Enzyme krank machende Immunkomplexe beseitigen können, Fresszellen stimulieren und die gespaltenen Immunkomplexe rasch entfernen, wirken sie regulierend auf das irritierte Immunsystem. Zumeist hat sich eine Kombination von Arzneimitteln und Enzymen bewährt, wobei hier Papain, Trypsin und Chymotrypsin eingesetzt werden.

Multiple Sklerose (MS)

Auch hier wird von einem fehlgesteuerten Immunsystem eigenes Gewebe, nämlich das zentrale Nervensystem, attackiert.

> Bei der MS wird durch eine Fehlsteuerung im Immunsystem eigenes Gewebe attackiert.

Jede unserer Nervenfasern ist von einem Schutzmantel umgeben, der Myelin enthält. Dieses wird vom Immunsystem des MS-Patienten angegriffen und zerstört. Dabei können sich unterschiedliche Beschwerden zeigen – von ganz harmlosen Anzeichen einer Grippe bis zu Lähmungserscheinungen in Armen und Beinen, Seh- und Sprechstörungen sowie Blasen- und Darmbeschwerden.

Die Durchlöcherung der Myelin-Schutzschicht hat zur Folge, dass in den betroffenen Nervenbahnen Impulse nur noch verzögert oder im Extremfall überhaupt nicht mehr weitergeleitet werden. Wenn die fehlgesteuerten Abwehrkräfte einmal begonnen haben das Myelin anzugreifen, werden erste Entzündungsprozesse ausgelöst, wobei hier wieder Substanzen entstehen, die weitere Entzündungen im Nervenbereich provozieren. So verhindert der eigene Körper die Heilung und ermöglicht ein Fortschreiten dieser heimtückischen Erkrankung.

Therapieansätze bei MS

Entsprechend den verschiedenen Erscheinungsformen gibt es viele verschiedene Therapien, die bei MS eingesetzt werden, aber eine vollständige Heilung ist derzeit noch nicht möglich. Diese Therapiemöglichkeiten können die in Schüben auftretenden Erkrankungsphasen früh beenden und eine chronische Verlaufsform verlangsamen oder sogar zum Stillstand bringen, was einen großen Gewinn an Lebensqualität für die Patienten bedeutet. Das Einsetzen einer Enzymtherapie kann eine sinnvolle Unterstützung anderer Therapien bedeuten. Da in den Akutphasen der MS zahlreiche Immunkomplexe ihr Unheil anrichten, können Enzyme diese spalten und von den Wänden der Nervenfasern ablösen. Auf diese Art und Weise verhindern Enzyme, dass eine Zerstörung von gesunden Nervenzellen fortschreitet. Bei einer Zweijahresuntersuchung an einer österreichischen Klinik schnitten Patienten, die zusätzlich zu ihrer Therapie hoch dosierte Enzyme erhielten, in Bezug auf ihre Krankheitssymptome wesentlich besser ab, als die ohne Enzymzusatz behandelten. Sehr gute Therapieerfolge hat eine Behandlung mit Beta-Interferon ergeben, weil dieser Wirkstoff seine Hauptwirkung direkt im Gehirn entfaltet, indem er verhindert, dass falsche Botschaften an das Nervensystem weitergeleitet werden.

Rheuma und Enzyme

Rheumatische Erkrankungen plagen rund 1/3 der österreichischen Bevölkerung im Laufe ihres Lebens: Muskelschäden, Knorpelschäden, geschwollene, verdickte, entzündete Gelenke, Rückenschmerzen, Gichtknoten oder Wirbelsäulenprobleme. Obwohl sich Rheuma auf vielerlei Arten äußern kann, gibt es doch allen gemeinsame Symptome: Der immer wieder auftretende Schmerz, ausgelöst durch Entzündungen im Gewebe, vor allem in den Gelenken und der Muskulatur. Da durch den Schmerz die Bewegungsfähigkeit stark reduziert ist, führt Rheuma neben Schwellungen in den diversen Geweben und Muskelpartien zu Gelenkversteifungen und Verhärtungen bis hin zur Invalidität. Weiters treten die Schmerzen in Gelenken und Muskeln meist nach einer Periode der Schonung und Ruhe auf, und werden dann besser, wenn der betroffene Körperteil bewegt wird. Die durch Schmerzen ausgelöste Inaktivität führt häufig zu einem Nachlassen der Muskelkraft, zur Reduktion der Muskelmasse und zum Zerreiben der befallenen Gelenke.

Der Krankheitsverlauf bei Rheuma

Rheuma schleicht sich ganz leise in das Leben der Patienten ein und wird erst nach längerer Zeit chronisch, wobei Schmerzen, Entzündungen und Steifheit schubartig auftreten. Rheuma-Patienten berichten, dass besonders am Morgen die Gelenke steif sind und schmerzen, später am Tag schwellen diese an, werden heiß und gerötet. Üblicherweise werden die Gelenke auf beiden Körperhälften gleich befallen und das Leiden steigt von den Zehen- bzw. Fingergelenken hin zu Knie und Hüfte bzw. Ellbogen und Schulter. Der fortschreitende Prozess der Erkrankung ist ein fließender, das heißt anfänglich ist die Beweglichkeit eingeschränkt, dann kommt es zu immer stärkerer Unbeweglichkeit und am Schluss zur totalen Bewegungsstarre. Das Wort »Rheuma«, das zum ersten Mal vom Mediziner Hippokrates benutzt wurde, bedeutet soviel wie »fließen«, womit er sicher die fließenden Übergänge der Symptome Schmerz – Entzündung – Unbeweglichkeit gemeint haben dürfte.

Rezepte gegen Rheuma

Wann immer Muskeln, Gelenke oder Knochen mehr als ein paar Tage schmerzen, soll der Arzt aufgesucht werden, denn es könnte das Einschleichen einer rheumatischen Erkrankung sein. In diesem Stadium ist Geduld bei den Patienten angesagt, da es nicht leicht ist, die vielen Formen zu erkennen und Laboruntersuchungen notwendig sind. Obwohl es bis heute noch kein Arzneimittel gibt, das eine vollständige Heilung von Rheuma bewirken kann, sind die Chancen auf Stabilisierung und Erleichterung umso größer, je schneller mit der Behandlung begonnen wird.

Dabei stehen Analgetika (schmerzstillende Mittel), Antiphlogistika (entzündungshemmende Mittel) und Anti-Rheumatika ohne Cortison – die nicht steroidalen Anti-Rheumatika (NSAR) – zur Behandlung zur Verfügung. Weiters kommen gegen rheumatische Beschwerden Cortison, Goldsalze,

Penicillamine, Anti-Malariamittel, Immunsupressiva (die Abwehr unterdrückende Medikamente) und Zytostatika (Arzneimittel, die Zellteilungen verhindern) zum Einsatz. Aber auch die physikalische Therapie wie Krankengymnastik, Kälte- bzw. Wärmeanwendung haben in der Rheumabehandlung einen wichtigen Stellenwert. Leider haben viele der Rheumamittel, vor allem bei längerem Gebrauch, mehr oder weniger unangenehme Nebenwirkungen.

Eine sinnvolle Ergänzung bzw. Alternative bietet deshalb die Enzymtherapie, die aufgrund ihrer Wirkungsweise auch bei längerer Anwendung nebenwirkungsarm ist.

Natürlich können Enzyme Rheuma nicht ausheilen, aber das Zurückgehen von Schmerzen, Schwellungen und Entzündungen ist auf jeden Fall möglich.

Eine sinnvolle Therapie kann das Fortschreiten dieser äußerst schmerzhaften Erkrankung wesentlich hinauszögern und verlangsamen, was von den Betroffenen als großer Gewinn empfunden wird.

Enzyme gegen Autoimmunerkrankungen und Rheuma:

- Papain
- Trypsin
- Chymotrypsin

Bei den herkömmlichen Rheumaleiden unterscheiden wir drei große Gruppen:

- 1. die entzündlichen Gelenkerkrankungen Arthritis, chronische Polyarthritis und Morbus Bechterew,
- 2. die degenerativen Rheumaarten oder Arthrosen sowie
- 3. den Weichteilrheumatismus.

Entzündliche Gelenkerkrankungen

Zu dieser Gruppe gehören alle Formen der Arthritis sowie die entzündliche Wirbelsäulenversteifung (Morbus Bechterew). Sind viele Gelenke entzündet, dann spricht der Arzt von einer Polyarthritis. Obwohl jedes Gelenk in unserem Körper von einer Entzündung betroffen sein kann, treten die meisten Rheumaformen an den Gelenken der Hände, Knie, Füße und Schultern auf. Anfänglich handelt es sich immer um eine Entzündung der Innenhaut des Gelenkes, die sich dann ausweitet und die Gelenkkapsel befällt. Das betroffene Gewebe schwillt an, was zu schmerzhaften Reibungen zwischen den Gewebeschichten führt. Wird die Entzündung jetzt nicht zurückgedrängt und beruhigt, dann beginnt sich die Gelenkinnenhaut zu verdicken und lagert sich am Knorpel ab. Dadurch verformt und verbiegt sich das Gelenk und wird in seiner Beweglichkeit immer mehr eingeschränkt. Schließlich werden durch die Entzündung auch Schleimbeutel, Sehnen und Knochen geschädigt. Oft tragen Veränderungen der Gene dazu bei, dass entzündliche Rheumaformen entstehen.

Seltener entstehen Gelenkentzündungen nach Infektionen durch bestimmte Erreger. Die Gelenke entzünden sich also erst als zweite Reaktion auf eine andere Krankheit. Dabei sind Krankheitserreger im Spiel, die im Bauchraum Entzündungen hervorrufen. Pilze, Parasiten oder auch Virusinfektionen wie Grippe, Mumps, Masern, Röteln, Hepatitis B oder FSME kommen als Auslöser dafür in Frage. Da die rheumatischen Beschwerden oft erst Wochen nach der eigentlichen Infektion beginnen, wird eine Gelenkentzündung mit der Auslöserinfektion nur ganz selten in Verbindung gebracht.

Eine Behandlung mit Enzymen kann auf mehrfache Weise Erleichterung bieten. Die an den Gewebswänden der Gelenke festsitzenden Immunkomplexe werden gespalten und dadurch besser abgebaut, Entzündungsprodukte werden rascher beseitigt, wodurch die Entzündung schneller zurückgeht und der Schmerz rascher gelindert wird. Eingesetzt werden hier die Enzyme Bromelain, Papain und Trypsin.

Morbus Bechterew

Nach letzten Erkenntnissen geht man davon aus, dass die Veranlagung zur Wirbelsäulenverkrümmung durch ein gemeinsames Erbmerkmal, welches bei ca. 6% der Bevölkerung auftritt, weitergegeben wird. Als Auslöser sind Infektionen mit Retro-Viren oder Bakterien in Verdacht. Die Entzündungen im Bereich der Wirbelsäule führen nach einiger Zeit zu einer Verknöcherung und Versteifung der Knorpel, wobei der Rücken unbeweglich wird und der Kopf nach vorne geschoben erscheint. Die klassische Behandlung dieser Erkrankung wird mit entzündungs- und schmerzhemmenden Rheumapräparaten durchgeführt, wobei eine konsequente Bewegungstherapie von großem Nutzen sein kann. Untersuchungen haben gezeigt, dass im Anfangsstadium Enzyme noch nicht so wirksam sind, aber dann in der Langzeittherapie einen Erfolg nach sich ziehen.

Die degenerativen Rheumaarten

Diese Form des Rheumas entsteht durch die Abnutzung der Gelenke, vor allem in den Knien, der Hüfte und den Händen, die sich ganz langsam über Jahre entwickelt. Da sich bei jedem Menschen die Gelenke im Laufe der Zeit abnutzen, ist die Arthrose auch eine natürliche Form unseres Alterungsprozesses, bei der die schützende Knorpelschicht im Gelenk trocken, spröde und rissig wird.

Erstmalig befallene Patienten berichten, dass sie nach längerem Nichtbenützen der Gelenke das Gefühl hätten, diese wären eingerostet. Deshalb sind der morgendliche Anlaufschmerz und der Schmerz, wenn man sich nach einer Pause wieder zu bewegen beginnt typisch dafür, lassen aber mit fortschreitender Bewegungsdauer nach. Die befallenen Gelenke zeigen bei längerer Erkrankungsdauer auch die klassischen Zeichen der Entzündung wie Rötung, Schwellung und Einschränkung der Funktion.

Wie entsteht Gelenkrheuma?

Besonders betroffen sind Personen, die jahrelang schwere oder einseitige Arbeit geleistet haben sowie Sportler und übergewichtige Menschen.

Risikofaktoren für Gelenkrheuma:

- einseitige Arbeit
- intensives Sportbetreiben
- Übergewicht

Neben der Überlastung oder Fehlbelastung kann auch die Fehlstellung eines Gelenkes zu dieser Abnutzungserscheinung führen. Auch hier beginnt die krankhafte Veränderung am Gelenkknorpel, der im gesunden und funktionsfähigen Zustand Stoßdämpfer und Schmiermittel gleichzeitig ist. Durch eine zu große Belastung wird der Knorpel spröde, rau, bekommt Risse und reibt sich nach längerer Dauer regelrecht ab. Ist die Knorpelsubstanz irgendwann ganz zerstört, wird auch der darunter liegende Knochen angegriffen, der mit Auswüchsen antwortet, die bei jeder Bewegung ein Knacken und Knirschen im Gelenk ergeben. Zu diesen mechanischen Veränderungen gesellen sich auch entzündliche Prozesse, weil die Knorpel und Knochenstücke die gesamte Umgebung reizen, wodurch das Gewebe anschwillt.

Schreitet dieser Prozess weiter fort, sind dauernde Schmerzen und fast immer eine weitergehende Unbeweglichkeit des Gelenkes die Folgen.

Behandlung bei Arthrose

Ein wichtiger Bestandteil der Behandlung der Arthrose ist die gezielte Krankengymnastik sowie eine sanfte Bewegungstherapie wie zum Beispiel Schwimmen, Rad fahren und Wandern in der Ebene.

Übergewichtige sollten klarerweise ihr Gewicht reduzieren und auf diese Art ihre Gelenke entlasten. Die chondroprotektiven Medikamente, die eine knorpelschützende Wirkung haben, sind das Mittel der Wahl, solange noch keine Entzündung im Gelenk vorliegt. Ist dies aber der Fall, empfiehlt sich die Einnahme von Enzympräparaten, die dafür sorgen, dass sich die Entzündung nicht ausbreitet und chronisch wird. Dabei ist zu beobachten, dass die Wirkung der Enzyme mit einer Verzögerung von ein bis zwei Wochen einsetzt. Von den Arzneimitteln haben sich die NSARs bewährt, die auch am Beginn einer Enzymtherapie weiter eingenommen werden sollten. Durch die Eindämmung der Schwellung und Entzündung bessern sich die Schmerzen und die Bewegungsfähigkeit der befallenen Gelenke. Hier haben sich die Enzyme Bromelain, Papain und Trypsin am besten bewährt. Als zusätzliche Therapie sind Gaben von hoch dosiertem Vitamin E zu empfehlen.

Weichteilrheuma

Besonders wirkungsvoll bei der Behandlung des Weichteilrheumas sind die Enzyme Bromelain und Trypsin, die oft auch noch nach Absetzen der Behandlung den Therapieerfolg sichern.

So aktivieren Sie Ihre Körperenzyme

Optimale Ernährung ist die Grundlage

Unser Körper verfügt über eine sehr große Zahl an verschiedensten Biokatalysatoren, die so gut wie alle Stoffwechselprozesse regeln und beschleunigen. Wenn wir an ein frisch gepflücktes Stück Obst, eine Birne oder einen Apfel, denken, der unserem Körper Fruchtzucker, Vitamine, Mineralstoffe, Spurenelemente und weitere sekundäre Pflanzeninhaltsstoffe liefert, dann gibt die Natur mit diesem Stück Obst das Werkzeug dazu, dass unser Körper all diese Stoffe optimal aufnehmen kann.

Das ist nicht nur bei Obst und Gemüse so, sondern bei allen unbehandelten Nahrungsmitteln aus der Natur wie Milch, Fleisch und Fisch.

Die in unseren Nahrungsmitteln enthaltenen Nährstoffe sind nicht nur sehr gut aufeinander abgestimmt, sondern es sind auch die passenden Enzyme dabei, damit der menschliche Organismus all diese Stoffe aufnehmen kann.

Essen Sie mit Spaß und Genuss, denn Sie wissen ja: Beim Anblick einer guten Mahlzeit läuft uns das Wasser im Mund zusammen, das heißt, die im Speichel befindlichen Enzyme werden verstärkt produziert und auch der Magensaft wird ausgeschüttet, was für eine optimale Verdauung sehr wichtig ist.

Gewöhnen Sie sich an, das, was Sie essen mit allen Sinnen zu erfassen, vor allem mit den Sinnesorganen Auge und Nase, und freuen Sie Sich auf den bevorstehenden Genuss.

Beachten Sie beim Essen ein paar grundlegende Regeln, die Ihre Mahlzeit zu einem Genuss ohne Reue werden lassen.

Als Vorspeisen eignen sich vor allem Salate oder eine Rohkostauswahl bei der Hauptspeise sollte es sich um leicht verdauliche Speisen, kleine Köstlichkeiten die gut schmecken aber Ihren Magen nicht belasten, handeln, und denken Sie vor allem daran: Je größer Ihre Portion am Teller ist, desto mehr Enzyme braucht der Körper um diese Mahlzeit zu zerlegen.

> Wichtig: mit Genuss und allen Sinnen essen!

Wenn Sie dann Ihre Speisen zu sich nehmen ohne diese gut zu kauen – das gilt im Übrigen für alle Teile Ihres Essens – dann nutzt auch eine optimale Enzymversorgung im Magen und Darm nichts, denn vor allem die Enzyme im Speichel sind in der Lage, die Nahrung zu zerlegen.

Wenn Sie häufig mit Hungergefühl zwischen den Mahlzeiten zu kämpfen haben, dann hat das meist nichts mit einem leeren Magen zu tun, denn die Steuerung der Hungergefühle geht nicht vom Magen aus, sondern wird vom Hungerzentrum im Gehirn gelenkt. Das Hungerzentrum kontrolliert laufend den Zuckerspiegel im Blut. Sinkt dieser unter einen bestimmten Wert ab, kommt es zum vorhin erwähnten Hungeralarm.

Nach jeder zuckerreichen Mahlzeit ist unser Körper bestrebt, die überschüssige Zuckermenge aus dem Blutkreislauf in bestimmte Zuckerdepots (Leber, Muskeln usw.) auszulagern. Er regelt dies durch das Ausschütten einer genau bemessenen Menge an Insulin. Bei dauernden Insulin-anforderungen, zum Beispiel bei Stress und beim Naschen zwischen den Mahlzeiten, kann dieses Gleichgewicht Zucker – Insulin gestört werden. Liefert die Bauchspeicheldrüse aufgrund von dauernden oder zu hohen Anforderungen zu viel an Insulin, dann haben wir den so genannten »Unterzucker« mit der Folge, dass sich nach kurzer Zeit wieder ein Hungergefühl einstellt, obwohl sich genügend Zucker in den Depots befindet. An diesem Beispiel sehen Sie, dass Stress und allzu reichliche Ernährung mit kurzkettigen Kohlenhydraten in ihrer Erscheinungsform sehr ähnlich sind.

Für unsere Enzymaktivierung bedeutet das: Oft hat Hungergefühl mit Hunger nichts zu tun. Unser Körper zeigt uns lediglich, dass er Stress und Hektik von uns übernommen hat und mit seiner Insulinproduktion über das Ziel hinausgeschossen ist. Wir haben also durch zu viel Stress zu wenig Zucker im Blut, und diese in der Fachsprache »Insulinschaukel« genannte Stoffwechselstörung wird möglicherweise durch ein Stück Schokolade oder etwas anderes Süßes weiter angeheizt.

Der erste Schritt zur Enzymaktivierung heißt also: gesunde Ernährung mit frischen und unverarbeiteten Nahrungsmitteln – was heute nicht ganz einfach ist, weil wir selten etwas frisch und unbehandelt auf den Teller bekommen, und weil viele unserer Lebensmittel zur längeren Haltbarmachung denaturiert sind.

Gehen Sie also dazu über, Ihre Nahrungsmittel dort zu besorgen, wo diese mit größter Wahrscheinlichkeit frisch sind – auf dem heimischen Markt. Dort erhalten Sie nicht nur Obst, Gemüse, Salat und Kartoffeln, sondern auch Vollkornprodukte, Fleisch, Fisch und Eier, die mit größerer Wahrscheinlichkeit noch nicht tage- und wochenlang aus anderen Kontinenten zu Ihnen unterwegs waren.

Eine Versorgung mit Nahrungsmitteln vom regionalen Markt wird natürlich ab Spätherbst über den Winter bis hin zum Frühjahr eine nicht sehr große Auswahl an frischem Obst und Gemüse bedeuten. Deshalb empfehle ich Ihnen, von Oktober bis April über eine sinnvolle Ergänzung Ihrer Nahrung mit allen Biostoffen (Vitaminen, Spurenelementen, Mineralstoffen und Enzymen) nachzudenken.

Der 1. Schritt zur Enzymaktivierung:

Gesunde Ernährung mit frischen Nahrungsmitteln vom Markt!

Anregung des Stoffwechsels durch richtige Bewegung

Noch bis vor wenigen Jahrzehnten mussten fast alle Menschen für das tägliche Überleben körperlich sehr hart arbeiten. Dies galt sowohl für die Feldarbeit, für handwerkliche Tätigkeiten als auch für die Jagd und kriegerische Auseinandersetzungen.

Im Laufe seiner Entwicklungsgeschichte hat sich der Mensch über Millionen von Jahren an ständige körperliche Anforderung gewöhnt und seine einzelnen Organsysteme darauf abgestimmt. Laufend wechselten sich Anspannung und Entspannung ab, das vegetative Nervensystem war zumeist im Gleichgewicht. Die volle körperliche und geistige Funktionstüchtigkeit unseres Körpers war für das tägliche Überleben zwingend notwendig.

Unsere Urahnen legten pro Tag zwischen 30 und 60 Kilometer zurück. Heute schafft ein Mitteleuropäer diese Distanz bestenfalls mit dem Auto oder öffentlichen Verkehrsmitteln auf dem Weg zur Arbeit.

Aber nach wie vor ist es so, dass der moderne Mensch evolutionstechnisch genauso ausgelegt ist wie der Jäger und Sammler vor tausenden von Jahren: Unsere Stoffwechselsysteme sind auf die Bewältigung einer großen körperlichen Anforderung ausgerichtet.

Dadurch ergibt sich für uns schon bei der Ernährung ein Problem, aber ein noch größeres hat unser Körper mit der Bewegung, genauer gesagt mit der fehlenden. An der biologischen Tatsache, dass ein Organismus nur so lange optimal weiterentwickelt wird, wie seine Funktionen auch beansprucht werden, hat sich auch heute nichts geändert.

Während starke Reize (extremer Leistungssport) schädlich sind, fördern angemessene Reize die körperlichen, geistigen und seelischen Funktionen. Interessanterweise ist eine Verbesserung der körperlichen Fitness vom Alter unabhängig, sodass gerade im fortgeschrittenen Alter ein wohldosiertes Training besonders nutzbringend ist.

Die größte Sorge unserer Urahnen war es, genügend Kalorien für die anstrengende Jagd zu bekommen. Unsere größte Sorge ist es heute, genügend Bewegung für die enorme aufgenommene Kalorienmenge zu bekommen.

Man kann also den gesundheitlichen Nutzen von regelmäßiger körperlicher Bewegung gar nicht genug loben. Kurzfristig stellt sie zwar eine Belastung für den Organismus dar, aber an regelmäßiges Training passt sich der Körper rasch an – er wird stärker, arbeitet ökonomischer und hat mehr Ausdauer. Körpertraining ist also ein wichtiger Bestandteil eines erfolgreichen Anti-Aging-Programmes.

Die Vorteile regelmäßigen Körpertrainings:

Wenn Sie sich regelmäßig im Ausdauerbereich bewegen, nimmt die Menge des mageren Körpergewebes (vor allem der Muskelmasse) zu, während der Anteil des Fettgewebes abnimmt.

Mäßiges bis intensives Körpertraining dämpft den Appetit nachhaltig. Wer nach Erreichen des Idealgewichts weiterhin Körpertraining betreibt, kann sein neues Gewicht leichter halten.

Durch Körpertraining werden die körpereigenen Enzymsysteme, vor allem die fettverbrennenden Enzyme, aktiviert und arbeiten auch in der Zeit, in der Sie keine Bewegung machen.

Regelmäßiges Training verbessert die Funktion des Herzens, der Gefäße und der Atemorgane sowie den körpereigenen Stoffwechsel. Es senkt die Risikofaktoren, verringert den Cholesterinspiegel, verbessert die Versorgung der Organe mit Blut und Sauerstoff, reduziert den Blutdruck und hilft, das Idealgewicht zu halten.

Wenn Sie regelmäßig trainieren, fühlen Sie sich auch besser: Spannungen, Depressionen und Stress lassen deutlich nach.

Das bringt regelmäßige Bewegung:

- weniger Appetit
- leichteres Halten des Gewichtes
- Stimmungsaufhellung
- besseres Meistern von Krisensituationen
- ökonomischeres Arbeiten des Körpers

Enzymschonende Lebensweise durch weniger Stress

Wie wir aus dem Kapitel über die Ernährung gesehen haben, hat Stress, vor allem Dauerstress, fatale Auswirkungen auf unseren Zuckerhaushalt sowie auf unser Hungergefühl.

Der uns eigene Stressmechanismus ist eine von unseren Ahnen geerbte Notfallsreaktion, die für uns überlebensnotwendig war, weil sie unseren Körper vor Feinden und Schäden bewahrt hat. Der Stressmechanismus wird durch Wahrnehmung eines Stressauslösers in Gang gesetzt. Für unsere Urahnen waren dies Feinde wie zum Beispiel der Säbelzahntiger, ein Unwetter, die nahende Nacht oder andere Gefahren. Für uns gibt es heute im Beruf, bei einer Prüfung, aber auch in der Freizeit andere Auslöser, die unser Herz heftiger schlagen, die Hände feucht werden lassen und uns die Kehle zuschnüren, sodass wir kein Wort herausbringen. Die Auswirkungen auf unseren Körper sind damals wie heute die gleichen und haben den Sinn, alle unsere Energiereserven zu mobilisieren, um unbeschadet aus dieser Situation herauszukommen.

Stress – das »Adaptationssyndrom«

In Hunderten von Experimenten demonstrierte Hans Selye, der Vater der Stresslehre, die vielfältigen nachteiligen Auswirkungen, die Stress auf den menschlichen Körper hat. Als er seine Laborratten zum Beispiel wiederholt einer ganzen Reihe von schädlichen Situationen aussetzte, stellte er eine Anzahl von charakteristischen Reaktionen fest, welche er das »Generelle Adaptationssyndrom« nannte. Die Merkmale, die er am häufigsten beobachten konnte waren Geschwüre, Bluthochdruck, Diabetes, Veränderungen an den Nieren, dünne Knochen und vorzeitiges Altern.

Der Mechanismus, der dem Adaptationssyndrom laut Selye zugrunde liegt, basiert auf einer exzessiven Stimulation der Nebennierenrinde. Dort wird Cortison produziert, und Stress manifestiert sich im Körper als vermehrte Ausschüttung von Cortison zusammen mit den negativen Auswirkungen, die oben bereits erwähnt wurden.

Doch Selye ging noch einen Schritt weiter und grenzte diese Bedrohung unseres Wohlbefindens ganz klar vom klassischen medizinischen Verständnis von Krankheit ab. Dieses Modell von Krankheit geht von einer von außen kommenden Kraft aus, die in den Körper eindringt und dort mit Hilfe ihrer eigenen Mechanismen Unheil anrichtet. Die durch den Stress hervorgerufenen Veränderungen resultieren aus einem Mangel an Anpassungsfähigkeit, dem Zusammenbruch der Homöostase, einem der grundlegenden Körpermechanismen. Ebenso wie ein Motor kaputtgehen kann wenn er sich überhitzt, leidet auch der Körper unter Stress, wenn ihm allzu viel an Energie zugeführt wird. Der Körper ist so konstruiert, dass er mit einer gewissen Last gut fertig werden kann; wenn jedoch zusätzliche Belastungen hinzukommen, dekompensiert er – er brennt aus.

Genauso wie es Situationen gibt, in denen der Körper eine immense Energiezufuhr empfängt und daraufhin experimentell nachgewiesene negative Veränderungen zeigt, gibt es vergleichbare Umstände, in denen der Körper, der ja schließlich durch und für die Arbeit erschaffen wurde, zu wenig Energie erhält und darauf mit operationellen und strukturellen Mängeln reagiert. Ein solcher Umkehrschluss basiert jedoch bis jetzt nur auf Vermutungen und ist noch nicht mit Hilfe von Experimenten bewiesen worden. Calvin Hirsch hat eine interessante Studie am Stanford University Hospital durchgeführt, in der er den funktionellen Zustand von Patienten zum Zeitpunkt ihrer Einlieferung untersuchte – ihr Gehvermögen, ihre Fähigkeit, sich anzuziehen und generell für sich zu sorgen. Als diese Patienten nach ihrer Behandlung wieder entlassen wurden, untersuchte Dr. Hirsch sie erneut und musste feststellen, dass sich ihre Fähigkeiten in diesen drei grundlegenden Bereichen inzwischen verringert hatten. Das ist wohl kaum ein wünschenswertes Ergebnis einer teuren und aufwändigen Klinikbehandlung.

Es scheint, dass besonders mit zunehmendem Alter die gesamten negativen körperlichen Auswirkungen, die durch Unterstimulierung (oder Nichtgebrauch) entstehen, unser Wohlbefinden in höherem Maße beeinflussen als die Auswirkungen von Stress. Meiner Meinung nach müssen wir uns unserer Unterforderung besser bewusst werden, damit wir effektive Gegenmaßnahmen ergreifen können, die unserer Biomaschine wieder zu ihrer idealen Leistung verhelfen.

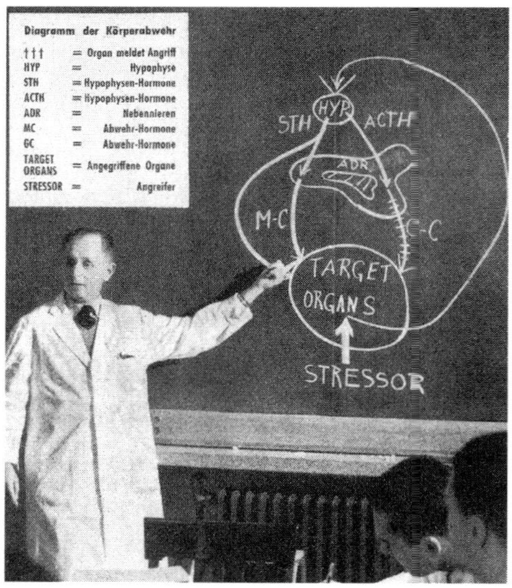

Prof. Dr. Selye und sein Stressmodell

Wichtige Hinweise zur Anwendung von Enzympräparaten

Alle Arzneimittel sind bei uns mit einer Beilage versehen, dem Beipackzettel, welcher wichtige Hinweise zur optimalen Anwendung dieses Mittels enthält. Weil dabei nicht nur Informationen über die richtige Einnahme, sondern auch Angaben zur sachgemäßen Lagerung und Haltbarkeit des Präparates enthalten sind, sollten Sie die Packungsbeilage vor einer Einnahme genau lesen.

> Bei Unklarheiten ist unbedingt der Arzt oder Apotheker zu befragen, denn kein Heilmittel – auch wenn es ein natürliches ist – sollte bedenkenlos eingenommen werden.

Wer sollte keine Enzympräparate einnehmen?

- Menschen die unter Allergien leiden, vor allem unter einer Eiweißallergie
- Menschen mit Blutgerinnungsstörungen, die an der Bluterkrankheit leiden oder sonst ein erhöhtes Blutungsrisiko tragen (Einnahme von blutverdünnenden Arzneimitteln)
- Patienten mit Leber- und Nierenleiden oder anderen schweren Organstörungen
- Patienten, die vor oder knapp nach einer Operation stehen
- Menschen mit akuten Entzündungen der Bauchspeicheldrüse
- Schwangere und Stillende, die ohnehin die Einnahme von Arzneimitteln nach dem Nutzen-Risiko-Verhältnis abwägen sollten

Wie nehme ich Enzyme richtig ein?

Im Beipacktext jedes Präparates steht unter »Art und Dauer der Anwendung« ganz genau, wie das entsprechende Präparat einzunehmen ist. Diese Einnahmevorschrift sollten Sie exakt einhalten, denn eine optimale Wirkung ist davon abhängig.

Enzympräparate, die bei Magen- und Darmbeschwerden eingesetzt werden, sollten zu den Mahlzeiten eingenommen werden, damit sie, wenn sie mit dem Speisebrei weitertransportiert werden, die Verdauungsprozesse zum richtigen Zeitpunkt unterstützen können.

Bei den meisten anderen Gesundheitsstörungen sollten Enzyme nicht gleichzeitig mit der Mahlzeit zugeführt werden, da die Enzyme nüchtern eingenommen in höherer Konzentration zu ihrem Bestimmungsort gelangen.

Bei der Behandlung von akuten Gesundheitsstörungen wie Schwellungen oder Entzündungen empfehlen die Experten eine so genannte Stoßtherapie durchzuführen, das bedeutet dass man anfänglich mit einer wesentlich größeren Menge an Tabletten beginnt, und dann schrittweise auf die individuelle Erhaltungsdosis zurückgeht. Bei dieser Vorgangsweise kann es vereinzelt, vor allem anfänglich, zu einer Verstärkung der Symptome kommen, was als ein positives Zeichen anzusehen ist und darauf hinweist, dass die Enzyme wirken. In Absprache mit Ihrem behandelnden Arzt können Sie in diesem Fall die Dosis reduzieren und nach der Besserung wieder anheben.

Welche Bedeutung haben die im Beipackzettel angegebenen Nebenwirkungen?

Fast alle Arzneimittel können neben der erwünschten auch eine unerwünschte Wirkung auslösen. Vor einer Behandlung mit Enzympräparaten sollten Sie mit Ihrem Arzt über die Vor- und Nachteile dieser Therapie sprechen.

Die Arzneimittelhersteller sind vom Gesetz her verpflichtet, alle jemals aufgetretenen Nebenwirkungen in den Beipackzettel aufzunehmen, um vor Haftungsansprüchen geschützt zu sein.

Hinter den Angaben über Nebenwirkungen stehen konkrete Werte: »Häufig« bedeutet, dass diese Nebenwirkung bei über 10 %, »gelegentlich« bei 1 bis 10 %, »selten« bei weniger als 1 % und »sehr selten« bei weniger als 0,1 % der Patienten beobachtet werden konnte.

> Die zur Enzymtherapie verwendeten Biostoffe sind selbst in hohen Dosen und bei längerer Anwendung nahezu nebenwirkungsfrei.

Darf man zu Enzymen auch andere Medikamente einnehmen?

Chronisch kranke Menschen die regelmäßig bestimmte Medikamente einnehmen, sollten sich immer mit ihrem Arzt absprechen, wenn sie zusätzliche Arzneimittel einnehmen.

Soll ich neben Enzymen noch andere Präparate einnehmen?

Durch einseitige Ernährung und veränderte Lebensgewohnheiten sowie durch die zunehmende Verschmutzung der Umwelt ist unser Körper einer steigenden Belastung ausgesetzt und benötigt erhöhte Dosen an Vitalstoffen. Deshalb ist eine zusätzliche Ergänzung einer Enzymtherapie mit Vitaminen, Mineralstoffen und Spurenelementen sinnvoll. Dabei kommen vor allem die Vitamine C und E, das Betakarotin als Vorstufe des Vitamins A sowie der Mineralstoff Magnesium und die Spurenelemente Zink und Selen in Betracht. Konkret sollten Sie die Auswahl und Dosierung mit dem behandelnden Arzt absprechen.

> Zu beachten ist, dass eine gleichzeitige Einnahme von Enzymen bei einer Antibiotika-Therapie die antibiotische Wirkung verstärkt.

Wie gelangen Enzyme aus den Tabletten zum Zielort?

Enzyme in Tabletten, Kapseln und Dragees sind inaktiv, wenn wir sie einnehmen. Nach dem Schlucken wandern sie durch die Speiseröhre und gelangen in den Magen, weshalb Enzympräparate die im Magen wirken sollen, bereits am Bestimmungsort angelangt sind.

Für Präparate, die erst im Darm oder noch entfernteren Körperregionen ihre Wirkung entfalten sollen, ist die Sache etwas komplizierter. Damit diese nicht bereits an der ersten Hürde – der Magensäure – zersetzt werden und somit nicht zum Zielort gelangen, erhalten viele Enzympillen einen magensaftresistenten Überzug. So erreichen sie ohne einmal mit der Magensäure in Berührung zu kommen den Darm, wo sie aus ihrer Schutzhülle freigesetzt werden.

Wie gelangen nun die Enzyme aus dem Darm in die Blutbahn? Um diese Frage beantworten zu können, haben Wissenschafter Enzyme radioaktiv markiert und konnten so den Weg im Körper verfolgen. Dabei wurde sichtbar, dass Enzyme über das Blut und die Lymphe in den gesamten Körper gelangen können. Dabei bedienen sie sich spezieller Transportmechanismen, die wie eine Schleuse vom Darm ins Blut bzw. die Lymphe funktionieren. Dieser Weg ist für die Wirkung der Enzyme äußerst wichtig, denn er ermöglicht die freie Fahrt zu den geschädigten Körperregionen.

Aber der Weg dorthin ist mit weiteren Hindernissen gepflastert, alleine die Herausforderung durch die Darmwand zu gelangen, wird von einer ganzen Reihe von Faktoren beeinflusst: Herkunft der Enzyme, Dosierung, biologische Aktivität, Darmmilieu und Gesundheitszustand des Patienten. Wie Sie aus dem Kapitel über unser Immunsystem wissen, ist unser Körper sobald sich fremde Stoffe in seinem Inneren bewegen, bestrebt, diese zu erkennen, zu markieren und zu entfernen. An die Oberfläche von Enzymen lagern sich so genannte Antiproteasen (das heißt Anti-Enzymstoffe) an, die sich mit den Enzymen, die Sie eingenommen haben, zu einem Komplex verbinden. Lange Zeit herrschte die Meinung vor, dass diese Antiproteasen eingenommene Enzyme unwirksam machen. Heute weiß man jedoch, dass diese Komplexbildung – Enzyme und Antiproteasen – von den eingenommenen Enzymen als Taxi benutzt wird, welches sie dorthin führt, wo sie benötigt werden.

Auf ähnliche Art und Weise helfen auch noch Lymphozyten, dass geschluckte Enzyme aus dem Darm in Blut- und Lymphbahn gelangen. Die Untersuchungen mit den markierten Enzymen haben gezeigt, dass zwischen 25 und 40 % der gesamten Enzymmenge am gewünschten Ort das Heilungsgeschehen unterstützen.

Warum muss ich so viele Enzymtabletten schlucken?

Der Hauptgrund: Die Enzymmoleküle sind sehr groß, weshalb es für die Hersteller besonders schwierig ist, ausreichend Enzyme in eine Tablette hineinzupressen. Ein Vergleich dazu: Ein Molekül des Enzyms Trypsin ist ca. 200-mal so groß wie das Molekül der Acetylsalicylsäure (der Wirkstoff des Aspirins). Wäre das Aspirinmolekül gleich groß, müssten wir 200 Stück Aspirin schlucken, um auf die gleiche Menge an Molekülen zu kommen.

Ein weiterer Grund liegt darin, dass nicht alle Enzyme unbeschadet ihren Weg durch den Darm über das Blut oder die Lymphe zum Zielort finden. Sie wissen ja, nur 25 bis 40 % der eingenommenen Enzyme erreichen den vorhergesehenen Zielort. Durch eine hohe Anzahl an Enzymtabletten soll vor allem sichergestellt werden, dass eine ausreichend große Menge von Enzymen unsere Heilungskräfte unterstützt.

Können Enzyme aus der Nahrung und aus Tabletten vom Körper aufgenommen werden?

Die schlechte Resorption großmolekularer Proteine, wie sie auch Enzyme darstellen, diente lange Zeit als Argument gegen eine Wirkung der Enzymtherapie. Wider besseres Wissen geistert diese Ansicht noch immer durch die Fachpresse. Zahlreiche Versuche, zum Beispiel mit radioaktiv präparierten Gammaglobulinen, die oral verabreicht und danach im Blut nachgewiesen wurden, konnten diese Behauptungen widerlegen. Man fand heraus, dass immerhin zwischen 20 und 40 Prozent des aufgenommenen Proteins im Blut in großmolekularer Form vorlagen.

Auch Kleinkinder nehmen die großen Gammaglobuline aus der Muttermilch problemlos auf. Sie erhalten damit ihren wirksamen Schutz vor zahlreichen bakteriellen und viralen Erkrankungen. Die Aufnahme erfolgt, wie man heute weiß, mittels Pinozytose aus dem Darmlumen.

Übersicht über Enzympräparate

Enzympräparate, die Sie in der Apotheke kaufen können

Abgesehen von ganz wenigen Enzympräparaten, die grundsätzlich nur in die Hand des Arztes gehören und nur von ihm zur Anwendung gebracht werden dürfen – es handelt sich dabei um Injektionen, Infusionen, Klistiere, Zäpfchen, die im akuten Notfall angewendet werden, etwa bei Schwangerschaftsvergiftungen, bei Herzschwäche, bei mangelhafter Sauerstoffaufnahme und zur schnelleren Aufnahme von Flüssigkeitsmengen bei Infusionen – sind alle Enzympräparate ihrer Unschädlichkeit wegen rezeptfrei in der Apotheke zu bekommen. Für weitere Informationen über Enzympräparate steht Ihnen Ihr Apotheker als Arzneimittelfachmann zur Verfügung.

Magenwirksame Enzympräparate

Sie enthalten in der Regel Pepsin, Magenextrakt und Salzsäure. Diese werden nach Magenoperationen, bei allgemeinen Magenbeschwerden, aber auch bei Appetitmangel, Blutarmut und verminderter Säurebildung angewendet.

Die bekanntesten Präparate sind:

- Enzynorm
- Enzynorm forte
- Citropepsin
- Heloacid

Sehr beliebt sind:

- die so genannten »Pepsin-Weine«

Dabei handelt es sich um Dessertweine, die mit Pepsin, Salzsäure und Glukose angereichert sind. Man trinkt davon bei Magenbeschwerden, Verdauungsstörungen, Völlegefühl oder Appetitlosigkeit vor oder nach dem Essen ein Dessertgläschen.

Darmwirksame Enzympräparate

Sie sind so »verpackt«, dass sie den Magen unbeschadet passieren und ihre Wirksamkeit erst im Darm entfalten. Sie enthalten vor allem Pankreatin und werden angewendet, wenn die Bauchspeicheldrüse ungenügend arbeitet oder erschöpft ist, wenn die Verdauung von Fetten besondere Schwierigkeiten bereitet, bei Lebererkrankungen, Blähungen und dergleichen.

Die bekanntesten Präparate sind derzeit:

- Kreon
- Kreon forte
- Nortase
- Pankreatan
- Pankreon
- Pankreon forte

Magen- und darmwirksame Enzympräparate

Sie enthalten Enzymgemische, die teilweise schon im Magen, teilweise erst im Darm ihre Wirkung entfalten. Sie finden Anwendung, wenn sowohl Magen als auch Darm nicht zufrieden stellend funktionieren, also bei Verdauungsstörungen, Magenleiden, Leber- und Gallenleiden, Störungen der Bauchspeicheldrüse und nach Magenoperationen.

Die bekanntesten Präparate sind zurzeit:

- Bipeptal forte
- Enzym Gallo
- Sanol
- Arca Enzym
- Combizym compositum
- Panzynorm
- Enzymase
- Pascopankreat

Enzympräparate bei Verletzungen und Wunden

Hier gilt es zwischen Präparaten zu unterscheiden, die äußerlich angewendet werden (Salben, Puder, Sprays) – und Dragees oder Zäpfchen, die von innen her wirken. Erstere verwendet man nach einer Verletzung oder bei Wunden, die nicht heilen wollen (offene Beine). Letztere kann man ebenfalls zur Behandlung einer Wunde, Prellung, Verstauchung oder eines Blutergusses anwenden, aber auch schon vorbeugend vor dem Sport einnehmen, damit im Notfall der Heilungsprozess beschleunigt wird. Bei allen Präparaten handelt es sich um Kombinationen proteolytischer Enzyme.

Zur Verfügung stehen heute vor allem:

- Trypure Novo (als Aerosol und als Streupulver)
- Enzym Wied
- Proteozym
- Phlogenzym
- Wobenzym

Enzympräparate als Virus- und Grippemittel

Enzymkombinationen aus tierischen und pflanzlichen proteolytischen Enzymen werden zur Bekämpfung von grippalen Infekten, der Grippe, Herpesinfektionen, Gürtelrose etc. eingesetzt. Sie können sowohl vorbeugend als auch bei einer bestehenden Infektion angewendet werden.

In Frage kommt in diesem Fall:

- Enzym Wied
- Wobenzym

Enzyme bei Sportverletzungen, Schwellungen, Entzündungen

- Phlogenzym
- Wobenzym

Enzyme bei Rheuma

Bei akuten und chronischen Arthritiden, insbesondere bei rheumatischer Arthritis (chronische Polyarthritis), Morbus Bechterew, Arthrose etc. empfehlen sich:

- Enzym Wied
- Proteozym
- Phlogenzym
- Wobenzym

Enzympräparate für die Krebsbekämpfung

Auch zur Vorbeugung gegen bösartige Tumoren, zur Anwendung vor und nach Krebsoperationen und zur Prophylaxe von Metastasen eignet sich die Enzymkombination Enzym Wied als Langzeitbehandlung, ebenso Wobe Mugos.

Ausblick

Sind Enzyme ein Zaubermittel?

Wenn Sie nach der Lektüre der vergangenen Kapitel den Eindruck gewonnen haben, Enzyme sind eine Wunderwaffe, die gegen so viele Krankheiten eingesetzt werden können, dann möchte ich Sie wieder auf den Boden der Tatsachen zurückholen.

Enzyme verfügen leider nicht über Zauberkräfte. Sie sind ganz natürliche Stoffe, die die Stoffwechselvorgänge und Selbstheilungskräfte unseres Körpers fördern und unterstützen.

Der große Vorteil von Enzymen liegt vor allem darin, dass sie auf die Alarmsignale unseres Körpers, die bei entzündlichen Prozessen ausgesendet werden, rasch reagieren, Immunkräfte aktivieren, Reparaturprozesse fördern, Schadstoffe abbauen und abtransportieren und so die körperlichen Heilungsvorgänge beschleunigen. Von natürlichen Mitteln darf man nicht erwarten, dass sie sofort von heute auf morgen wirken. Von den in diesem Buch angeführten Krankheiten betreffen rund 2/3 akute und chronische Entzündungsformen/-erkrankungen. Auch die diversen Verschleißerkrankungen, die uns vor allem in höherem Alter plagen, sind Schädigungen unseres Körpers, auf die dieser normalerweise mit einer Entzündung reagiert. Denn das ist gerade das Wirkprinzip, mit dem er eine Heilung versucht.

So ist also jede Entzündung der Schlüssel zum Verständnis, warum Enzyme bei so vielen verschiedenen Krankheiten zum Erfolg führen können. Allerdings hängt die Wahl des richtigen Heilmittels – das ist bei anderen Medikamenten auch so – in erster Linie vom Krankheitsbild ab, und so kann nicht jedes Enzym alle zu unserer Gesundung notwendigen Prozesse gleich stark beeinflussen.

Gleichermaßen wichtig ist es auch darüber nachzudenken, wie Sie Ihren Körper unterstützen können, seine Körperenzyme selbst zu aktivieren, nämlich durch Ernährung, Bewegung und Stressvermeidung (siehe entsprechende Kapitel).

Alles in allem sind Enzyme und ein Enzym-aktivierender Lebensstil sehr wichtige Anti-Aging-Maßnahmen, und ich wünsche Ihnen, dass Sie nicht nur ein hohes Alter erreichen, sondern dies vor allem in einer hohen Lebensqualität genießen können.

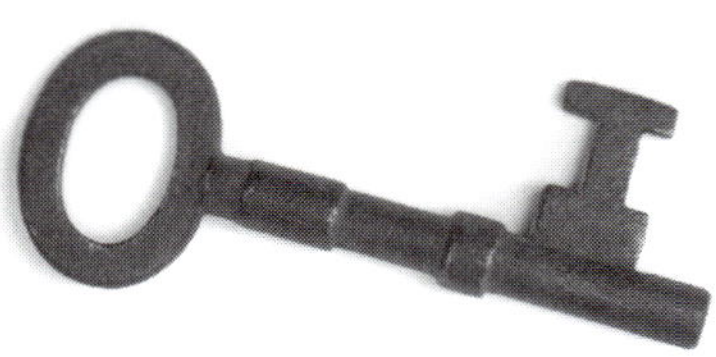

Enzyme sind der Schlüssel zum langen Leben.

GESUNDHEITSBIBLIOTHEK **Anti-Aging** GESUNDHEITSBIBLIO
HEITSBIBLIOTHEK **Anti-Aging** GESUNDHEITSBIBLIOTHEK **An**
BLIOTHEK **Anti-Aging** GESUNDHEITSBIBLIOTHEK **Anti-Aging**
Anti-Aging GESUNDHEITSBIBLIOTHEK **Anti-Aging** GESUNDH
GESUNDHEITSBIBLIOTHEK **Anti-Aging** GESUNDHEITSBIBLIO
HEITSBIBLIOTHEK **Anti-Aging** GESUNDHEITSBIBLIOTHEK **An**
BLIOTHEK **Anti-Aging** GESUNDHEITSBIBLIOTHEK **Anti-Aging**
Anti-Aging GESUNDHEITSBIBLIOTHEK **Anti-Aging** GESUNDH
GESUNDHEITSBIBLIOTHEK **Anti-Aging** GESUNDHEITSBIBLIO
HEITSBIBLIOTHEK **Anti-Aging** GESUNDHEITSBIBLIOTHEK **An**
BLIOTHEK **Anti-Aging** GESUNDHEITSBIBLIOTHEK **Anti-Aging**
Anti-Aging GESUNDHEITSBIBLIOTHEK **Anti-Aging** GESUNDH
GESUNDHEITSBIBLIOTHEK **Anti-Aging** GESUNDHEITSBIBLIO
HEITSBIBLIOTHEK **Anti-Aging** GESUNDHEITSBIBLIOTHEK **An**
BLIOTHEK **Anti-Aging** GESUNDHEITSBIBLIOTHEK **Anti-Aging**
Anti-Aging GESUNDHEITSBIBLIOTHEK **Anti-Aging** GESUNDH
GESUNDHEITSBIBLIOTHEK **Anti-Aging** GESUNDHEITSBIBLIO
HEITSBIBLIOTHEK **Anti-Aging** GESUNDHEITSBIBLIOTHEK **An**
BLIOTHEK **Anti-Aging** GESUNDHEITSBIBLIOTHEK **Anti-Aging**
Anti-Aging GESUNDHEITSBIBLIOTHEK **Anti-Aging** GESUNDH
GESUNDHEITSBIBLIOTHEK **Anti-Aging** GESUNDHEITSBIBLIO
HEITSBIBLIOTHEK **Anti-Aging** GESUNDHEITSBIBLIOTHEK **An**
BLIOTHEK **Anti-Aging** GESUNDHEITSBIBLIOTHEK **Anti-Aging**
Anti-Aging GESUNDHEITSBIBLIOTHEK **Anti-Aging** GESUNDH
GESUNDHEITSBIBLIOTHEK **Anti-Aging** GESUNDHEITSBIBLIO
HEITSBIBLIOTHEK **Anti-Aging** GESUNDHEITSBIBLIOTHEK **An**
BLIOTHEK **Anti-Aging** GESUNDHEITSBIBLIOTHEK **Anti-Aging**
Anti-Aging GESUNDHEITSBIBLIOTHEK **Anti-Aging** GESUNDH
GESUNDHEITSBIBLIOTHEK **Anti-Aging** GESUNDHEITSBIBLIO
HEITSBIBLIOTHEK **Anti-Aging** GESUNDHEITSBIBLIOTHEK **An**
BLIOTHEK **Anti-Aging** GESUNDHEITSBIBLIOTHEK **Anti-Aging**
Anti-Aging GESUNDHEITSBIBLIOTHEK **Anti-Aging** GESUNDH
GESUNDHEITSBIBLIOTHEK **Anti-Aging** GESUNDHEITSBIBLIO

Gesundheits-Lexikon

Das Gesundheitslexikon bietet die wichtigsten Indikationen, bei denen Naturheilkunde erfolgreich eingesetzt werden kann, außerdem Informationen über die häufigsten Krankheiten, weitere alternative Heilmethoden und Diäten. Der Leser kann aus verschiedenen Methoden auswählen: Homöopathie, Akupressur, Kneipp, Heilkräuter und Ernährung gehören zum »Standard« – vielfach werden weitere Methoden und bewährte Hausmittel vorgeschlagen.

Wenn sich Beschwerden durch Selbstbehandlung nicht binnen weniger Tage bessern, ist unbedingt ein Arzt/eine Ärztin zu konsultieren. Bei allen entzündlichen Erkrankungen, bei Herz-Kreislauf-Erkrankungen, Lungenproblemen, bakteriellen oder viralen Infektionen und anderen schweren Gesundheitsstörungen muss immer die ärztliche Diagnose und Therapie vorangestellt werden, zusätzlich kann man in Absprache mit dem Arzt naturheilkundliche Zusatztherapie betreiben.

Das Lexikon wurde vom Redaktionsteam des Kneipp-Verlags sorgfältig zusammengestellt. Für die medizinische und pharmakologische Beratung danken wir herzlich Herrn OMR Dr. Hans Krammer und Herrn Prof. Mag. pharm. Bernd Milenkovics.

K wie Krebs – M wie Metabolisches Syndrom

Die Reihenfolge der zu den einzelnen Indikationen gewählten Naturheilmittel richtet sich nach den Anwendungsmöglichkeiten.

Die Vorschläge zur naturgemäßen Behandlung erheben keinen Anspruch auf Vollständigkeit. Die Entscheidung über die Durchführung ist immer gemeinsam mit dem Arzt zu treffen.

Krebs

→ **Heilpflanzen**
→ **Homöopathie**

Unter Krebs versteht man eine schrankenlose Gewebewucherung, der eine unkontrollierte Zellvermehrung zugrunde liegt. Dadurch wird gesundes Gewebe verdrängt und zerstört. Dem Körper werden Nährstoffe vorenthalten, da der bösartige Tumor die Nährstoffe für sich beansprucht. Bösartige Tumore haben auch die Eigenschaft, Zellen abwandern zu lassen, die sich in dem vom ursprünglichen Tumor entfernten Geweben ansiedeln und dort zu neuerlichen Wucherungen (Metastasen = Sekundärblastome) führen.

Der Erforschung von Arzneimitteln zur Krebsbehandlung wird heute an allen einschlägigen Instituten sehr viel Zeit und Geld gewidmet und die Forschung macht auch immer wieder große Fortschritte. Zugegebenermaßen allerdings bisher ohne generellen durchschlagenden Erfolg, aber immerhin »Etappensiege«.

Eine ganze Reihe von Krebsarten ist heute, vor allem bei rechtzeitiger Erfassung heilbar. Und das ist möglich, da die modernen diagnostischen Verfahren das Erkennen von Tumoren bereits in sehr frühen Stadien ermöglichen. Leider fehlen zu diesem Zeitpunkt vielfach noch Symptome und so versucht man, dieses Manko durch regelmäßige Vorsorgeuntersuchungen auszugleichen.

Man unterscheidet Karzinome und Sarkome, je nach Gewebeart, von der sie ihren Ausgang nahmen. Die Einteilung von Krebserkrankungen folgt nach ihrem Ursprung, nach ihrem histologischen Bau und nach mikrobiologischen Charakteristiken, nach denen auch die Aggressivität des Tumors und die Ansprechbarkeit auf Chemotherapie abgeleitet werden können.
Als Ursachen von Krebs gelten Einflüsse, die die genetische Kontrolle der Zellvermehrung zerstören und deren Reparatur verhindern. Dazu zählen chemische und physikalische Einwirkungen (z. B. Auslösung von Hautkrebs durch übermäßige Sonnenbestrahlung – UV-Licht), gewisse Hormone, Immunstörungen, chronische Organveränderungen, aus denen sich ein Krebs entwickeln kann (so genannte Praecancerosen, z. B. Leberschrumpfung) und auch Viren werden als Auslöser diskutiert. Eine gewisse Bedeutung kommt bei bestimmten Krebsarten, z. B. dem Brustkrebs, der Vererbung zu. Fehlverhalten, wie sie in der Lebensstilmedizin diskutiert werden, haben eine sehr wesentliche Bedeutung. Der unheilvolle Einfluss des Rauchens ist bekannt, aber auch Alkohol ist ein Zellgift und hat – insbesondere bei Leberschädigung durch chronischen Missbrauch – die Rolle des Wegbereiters für ein Krebsgeschehen.

Übergewicht korreliert mit bestimmten Krebsen und auch der Einfluss von bestimmten Nahrungsmitteln und deren Zusatzstoffen wird sehr intensiv diskutiert, z. B. der Zusammenhang zwischen sehr häufigem Konsum von »roten« Fleischsorten und Darmkrebserkrankungen.

Die krebsfördernde Wirkung von Schimmelpilzgiften aus verdorbenen Nahrungsmitteln ist nachgewiesen. Desgleichen gibt es Zusammenhänge zwischen dem ständigen Genuss von stark gebräunten bzw. angekohlten Speisen und über offenem Feuer gegrilltem Fleisch und der Häufigkeit des Auftretens von Krebserkrankungen.

Genauso intensiv wie auf dem Gebiet möglicher Therapieoptionen sucht man auch in Richtung Vorbeugung. Fest steht, dass vor allem Obst und Gemüse sowie Getreide eine Reihe von

Schutzstoffen gegen eine mögliche Krebsentwicklung haben. Dazu zählen Vitamine, Mineralstoffe, sekundäre Pflanzenstoffe wie Duft- und Farbstoffe usw. Diese Schutzstoffträger sollten wir täglich reichlich aufnehmen, um diese Sparte im Kampf gegen den Krebs voll zu nützen.

Das Wichtigste aber ist die regelmäßige ärztliche Vorsorgeuntersuchung. Sie gewährleistet, dass eine beginnende Krebserkrankung schon im frühest möglichen Stadium aufgedeckt wird und eine Behandlung optimale Chancen auf Erfolg hat. Die Möglichkeit, eine jährliche Vorsorgeuntersuchung in Anspruch nehmen zu können, ist eine der größten Errungenschaften unseres Gesundheitssystems!

Die moderne Krebstherapie stützt sich auf operative, medikamentöse (chemotherapeutische und hormonelle) und strahlentherapeutische Behandlungen und ist eine interdisziplinäre Aufgabe für Fachärzte, die je nach Art des Tumors und dessen Stadium maßgeschneiderte Konzepte erstellen.
Neben den immer wieder neu entdeckten Tumor hemmenden Medikamenten wurden auch schon eine Reihe von Medikamenten entwickelt, die die Verträglichkeit der medikamentösen und der Strahlentherapie erheblich verbessert bzw. deren Nebenwirkungen reduziert. Für die den Patienten nicht unerheblich belastende Chemotherapie ist der enge, vertrauensvolle Kontakt mit dem behandelnden Arzt, der die Therapie den persönlichen Erfordernissen und Bedürfnissen des Patienten anpasst, außerordentlich wichtig. Der Patient kann durch eine innere positive Einstellung sehr wesentlich zum Erfolg der Behandlung beitragen. Naturheilkundliche Maßnahmen bringen vielfach ergänzende Hilfe oder tragen zur besseren Verträglichkeit der Therapie bei. Der die Behandlung leitende Arzt muss aber immer befragt bzw. informiert werden. Nicht engstirnige Onkologen sind immer bereit, vernünftige Zusatztherapien aus der Naturheilmedizin in ihr Therapiekonzept aufzunehmen.

Eine alleinige Therapie mit naturheilkundlichen Möglichkeiten ist auf jeden Fall sinnlos und dem Patienten gegenüber verantwortungslos.

Heilpflanzen

- **Mistel**
- **Rote Bete**
- **Krallendorn**
- **Angelikawurzel**

Seit altersher ist die Mistel eine der großen Heilpflanzen, die bei den Druiden, den alten Priesterärzten, als Symbol für das Ewige verehrt wurde – da sie ein Immergrün ist, symbolisch die Grenzen der Natur überschreitet und im Winter, wenn die übrige Vegetation ruht, ihre größte Kraft entfaltet. Außerdem ist sie, wie der Tumor, ein Parasit, ernährt sich von den Lebenskräften der Wirtspflanze. Die Wirksamkeit besteht darin, dass dem Organismus sowohl die Information als auch die Lebenskräfte der Pflanze zur Verfügung gestellt werden. Erzielbar sind nachhaltigere Wirkungen der Chemo- und Strahlentherapie, das heißt nicht entfernbare Tumoren haben ein verzögertes Wachstum, Rezidive treten später auf, tumorspezifische Schmerzen werden gemildert und die Schmerztherapie kann reduziert werden.

Alles in allem bringt die Mistelzusatztherapie nicht nur einen Zeitgewinn sondern auch eine Steigerung der Lebensqualität. Auch hier sei noch einmal darauf hingewiesen, dass jede zusätzliche Therapie mit dem behandelnden Arzt besprochen werden muss.

Es stehen verschiedene standardisierte Mistel-Präparate mit empirisch gefundener Indikation zur Injektion zur Verfügung. Die Patienten oder deren Angehörige können das sehr einfache Spritzen unter die Haut (subkutan) erlernen. Sind die Injektionspräparate nicht angezeigt, kann auf die Mistel-Urtinktur zurückgegriffen werden.

Aus der Palette an zusätzlich möglichen Therapien seien erwähnt: Rote Bete, Krallendorn, Angelikawurzel. Auch pflanzliche Enzympräparate gibt es, denen eine zellaufbauende Wirkung zugesprochen wird.

Homöopathie

- **Arsenicum album**
- **Asterias rubens**
- **Carbo animalis**
- **Conium**
- **Lycopodium**
- **Acidum nitricum**
- **Phosphor**
- **Phytolacca**
- **Silicea**

Neben den Fragen nach der Verwirklichung des eigenen Lebens, neben der psychischen Auseinandersetzung (vor allem auch mit den Angehörigen) kennt die Homöopathie Anwendungen, die das Immunsystem, also die Lebenskräfte, zum Teil sehr spezifisch stärken, ohne zu behaupten, sie könne die Krebskrankheit heilen. Manchmal ist Heilung möglich, das hängt vom Vitalitätszustand und vielen anderen Faktoren ab. Nicht zu selten kommt es jedoch zu langfristigen Besserungen, die alle Erwartungen übertreffen.

Entsprechend der individuellen Symptomatik können viele verschiedene Mittel in Frage kommen:

Arsenicum album, Asterias rubens (der Seestern, man beachte die äußere Ähnlichkeit mit malignen Tumoren), Carbo animalis (Tierkohle), Conium, Lycopodium, Acidum nitricum, Phosphor, Phytolacca, Silicea; zusätzlich Carcinosinum oder andere Nosoden, an die auch bei der so genannten Krebsdiathese – das sind familiär gehäuft vorkommende bösartige Krankheiten – gedacht werden soll.

Kreuzschmerzen

→ **Lebensstil**
→ **Chinesisch heilen**

Die Wirbelsäule, oder besser das Achsenorgan, bildet das zentrale, tragende Stützorgan im menschlichen Körper. Sie besteht aus knöchernen Wirbeln und den dazwischen gelagerten Knorpelringen (Bandscheiben), die eine Pufferfunktion zu erfüllen haben.

Im Bereich des Kreuz- und Steißbeins sind die Wirbel miteinander verschmolzen, während 7 Halswirbel, 12 Brustwirbel und 5 Lendenwirbel hingegen beweglich sind und nur über Gelenke miteinander kommunizieren.

Das Rückgrat verfügt normalerweise über Krümmungen die dem Raumbedarf der inneren Organe entsprechen. Festigkeit erhält dieser massive, gegliederte Apparat durch starke Bänder und Muskeln. Letztere wirken wie ein natürliches Korsett. Das ist deshalb notwendig, weil vor allem auf dem unteren Teil der Wirbelsäule das gesamte Gewicht des Rumpfes lastet.

Die Lendenwirbelsäule und die Übergänge zur unteren Brustwirbelsäule und zum Kreuzbein sind die statisch und mechanisch am meisten beanspruchten Teile. Kein Wunder, dass Schäden und damit Schmerzen besonders häufig in diesem Bereich auftreten. An dieser Stelle wirken sich Beuge- und Drehbewegungen am stärksten aus.

Kreuzschmerzen haben viele mögliche Ursachen: Rheumatische Schmerzen vom Achsenorgan aus stehen wohl an erster Stelle. Dazu gehören vor allem degenerative Veränderungen und angeborene oder erworbene Haltungsfehler mit sekundärer Beeinträchtigung des Rückenmarks und den entspringenden Nervenwurzeln.

Schlechte Haltung mit abnormaler Belastung führen entweder von sich aus zu Schmerzen oder verschlimmern bereits bestehende, auf Degeneration beruhende Beschwerden. Überbeanspruchung durch einseitigen Sport ist besonders schädlich – etwa bei Tennisspielern, Leichtathleten (Diskuswerfen, Hammerwerfen, Kugelstoßen, Speerwerfen), aber auch bei Golfspielern.

Neben der Überbelastung führt auch das Gegenteil zu Störungen: Wer nie Sport betreibt, wird die Erfahrung machen, dass seine Muskeln mit zunehmendem Alter schlaff und leistungsuntüchtig werden. Bei Bewegungsfaulen verkümmern nicht nur Arm- und Beinmuskeln – auch das Muskelkorsett der Wirbelsäule wird immer schwächer. Krümmungen nehmen dann immer weiter zu und führen zu Rundrücken oder Rundhohlrücken.

Schlechte Haltung ist überdies oft eine Ausdrucksform psychischer Missempfindung (Depression). Traurige Menschen nehmen eine ganz typische gebeugte Haltung im Bereich der Hals- und Brustwirbelsäule und des Schultergürtels ein. Auch Erkrankungen an den Nieren, am unteren Magen-Darm-Trakt und den inneren Geschlechtsorganen können sich durch Schmerzen im Lendenwirbelsäulenbereich äußern. Nicht selten kündigt sich eine Grippe durch starke Kreuzschmerzen an. Eitrige Zähne, Mandeln, Nebenhöhlen usw. können, ebenso wie Alkohol und gelegentlich Nikotin, zur gleichen Symptomatik führen. Allerdings sind sie dann meist nicht auf die Lumbalregion beschränkt, sondern strahlen in die Beine aus. Tritt ziehender Schmerz im Oberschenkel auf, der bis über die Knie, ja sogar bis zu den Zehen reichen kann, so spricht man im Volksmund von »Ischias« und meint eine Störung des kräftigsten Nervs im Körper, des Nervus ischiadicus → Ischias.

Setzen Schmerzen akut ein, muss unbedingt ein Neurologe, Neurochirurg oder Orthopäde aufgesucht werden, weil ein so genannter Bandscheibenvorfall die Ursache sein kann. Die Bandscheibe ist entweder vorquellend und drückt auf Nervenwurzeln oder es kommt zum »Bruch« des derben Bandringes und die weiche Masse im Kern der Bandscheibe tritt aus. Ohne rasche Behandlung kann es zu Lähmungen mit lebenslangem Siechtum kommen.

Die einzuschlagende Therapie richtet sich nach der Ursache der Schmerzen.

Lebensstil

- **hartes Bett**
- **Duschgymnastik**
- **Wirbelsäulengymnastik**
- **Rückenschwimmen**

Zur Vorbeugung: Bevorzugen Sie harte Sessel mit geraden Lehnen und unbedingt auch »harte« Betten. Wenn die Betteinlage bereits durchgelegen ist, lassen Sie als einfachste Gegenmaßnahme vom Tischler ein auf das Rahmenmaß zugeschnittenes Brett liefern. In den meisten Fällen ist es möglich, dieses Brett unter die Matratzen zu schieben. Sie werden staunen, wie gut Sie trotzdem schlafen und wie rasch sich aber auch Ihre Kreuzbeschwerden bessern.

Prof. Willi Dungl hat Duschgymnastik empfohlen. Lassen Sie die Wirbelsäule täglich fünf Minuten lang mit warmem Wasser anprasseln, führen Sie dann noch unter der Brause gymnastische Übungen durch – immer locker bleiben.

Selbst der Vorgang des Abtrocknens kann in das Hilfsprogramm eingebaut werden. Führen Sie mit dem Handtuch, das Sie in beide Hände nehmen, waagrechte und diagonale Reibbewegungen auf dem Rücken durch. Das fördert die Durchblutung und stärkt außerdem die Muskulatur. Auch im Alltag haben Sie oft die Möglichkeit, vorbeugende Gymnastik zu betreiben. Wenn Sie durch eine Tür treten, vergessen Sie beispielsweise nicht, mit den Händen abwechselnd so hoch wie möglich über den Rahmen zu greifen – so als hätten Sie die Absicht, Kirschen vom Baum zu holen.

Falls Sie an einem Schreibtisch arbeiten, sitzen Sie immer möglichst aufrecht. Rutschen Sie gelegentlich an den vorderen Rand der Sitzfläche und machen Sie Lendenwirbelsäulen-Gymnastik in Form von abwechselndem Überstrecken und Krümmen. Lassen Sie absichtlich öfter etwas fallen (Bleistift, Radiergummi usw.) – je häufiger Sie sich nach verschiedenen Richtungen bücken müssen, desto besser für Ihre Wirbelsäule.

Daheim gibt es noch einige gezielte Übungen: Legen Sie sich auf den Rücken und bringen Sie die gebeugten Knie bis zum Bauch. Fassen Sie nun mit beiden Händen die Knie und richten dann den Oberkörper so weit wie möglich auf. Oder legen Sie sich mit gestreckten Unterschenkeln auf ein Bett und strecken Sie nun den ganzen Körper so durch, dass sich das Gesäß möglichst weit vom Boden abhebt. Bei der Streckbewegung einatmen, beim Herunterlegen ausatmen.

Auch Schwimmen dient der Vorbeugung. Für die Gesundheit ist Rückenschwimmen wesentlich günstiger als Brustschwimmen. Vor allem bei bereits bestehenden Schmerzen soll der Körper möglichst flach auf dem Wasser liegen und nicht wie beim Brustschwimmen stark durchgebogen sein. Schließlich schadet auch zu tiefe Wassertemperatur. Wer aus Gesundheitsgründen schwimmt, sollte Wasser mit mindestens 26 °C wählen; optimal wären 35 °C, denn je tiefer die Wassertemperatur umso weniger entspannen sich verkrampfte Muskel.

Liegt laut ärztlicher Diagnose nur verspannte Muskulatur vor, so hilft neben den beschriebenen Maßnahmen für die ganze Wirbelsäule noch eine spezielle Entlastungsmethode. Stützen Sie sich mit beiden Armen zwischen 2 Tischen usw. ab und lassen die Beine locker baumeln. Die Wirbelsäule wird auf diese Weise sanft gestreckt und die Nervenwurzeln vom Druck der harten Muskeln befreit.

Chinesisch heilen

- **Akupunktur**
- **Fußreflexzonenmassage**
- **Auriculotherapie**

All diese Maßnahmen können durch chinesische Massage unterstützt werden; Schmerzzustände lassen sich noch nachhaltiger beseitigen.

Vor der Massage soll die Stelle erwärmt werden (entweder durch Duschen oder mit Hilfe eines feuchtwarmen Handtuches). Massieren Sie die Kreuzregion so, dass vier Finger der Hand neben der Wirbelsäule leichte Streichbewegungen auf- und abwärts durchführen. Erst großflächig massieren, dann mit vibrierenden Bewegungen kräftiger aufdrücken. Führen Sie auf diese Weise die Massage entlang der beiden Blasenmeridiane durch. (Diese liegen zwei bzw. vier Querfinger seitlich der Mittellinie des Rückens.) Dann wieder mit der ganzen Handfläche massieren.

Zum Schluss massieren Sie noch einige lokale Punkte: B 25 (zwei Querfinger seitlich des 4. Lendenwirbelfortsatzes, in Höhe des oberen Beckenrandes), B 23 (»Zustimmungspunkt der Niere« – er liegt in Höhe des 2. Lendenwirbelfortsatzes, zwei Querfinger seitlich der hinteren Mittellinie. Den 2. Lendenwirbel-Dornfortsatz finden Sie, wenn Sie vom 4. Fortsatz auf Höhe des oberen Beckenrandes noch zwei Erhöhungen nach oben zählen. Die Niere hat übrigens in der traditionellen chinesischen Medizin eine Schlüsselfunktion als Organ, das unsere »Lebensenergie« speichert. Von den Nieren gehen Vitalität und Potenz aus, sie dienen demnach nicht nur der Harnausscheidung) und B 47 (liegt auf gleicher Höhe wie B 23, nur statt zwei Querfinger vier Querfinger von der Mittellinie entfernt). Unmittelbar darauf soll die verspannte Bauchmuskulatur vom Nabel bis zum Schambeinoberrand massiert werden.

Nach dieser lokalen Massage folgt die ziemlich schmerzhafte Fußreflexzonenbehandlung. Die entsprechende Zone finden Sie auf der Fußsohleninnenkante, also vom Zehenballen weg bis zur Ferse. Je nach Lokalisation der Beschwerden im Rückgrat werden auch auf der Fußsohle einzelne Abschnitte besonders schmerzempfindlich sein. Am besten lässt man diese Behandlung von einem geschulten Masseur durchführen. Massiert wird so lange, bis der Schmerz bei gleich bleibendem Druck deutlich nachlässt.

Die Wirbelsäule und auch die Organe des Körpers spiegeln sich auch im Bereich der Ohrmuscheln wider. Diese Erkenntnis macht sich die so genannte Auriculotherapie zunutze. Akupunkteure erzielen durch Einstechen der Nadeln in bestimmte Punkte auf dem Ohr beeindruckende Erfolge.

Auch Sie können bei örtlichen Wirbelsäulenschmerzen das Ohr zur Behandlung heranziehen. Betasten Sie die Ohrmuschel kräftig mit Daumen und Zeigefinger – dort, wo der Druck als schmerzhaft empfunden wird, massieren Sie 30 Sekunden lang.

Gegen chronische Beschwerden hilft Druck auf die Punkte M 36 (eine Handbreit unter der Kniescheibe, einen Querfinger seitlich nach außen) und G 34 (genau unter dem Wadenbeinköpfchen, kann aber auch etwas davor oder dahinter liegen. Besonders druckempfindlich bei Muskel- und Sehnenbeschwerden sowie Störungen der Gallenblase).

Die lokale Erwärmung der Punkte B 23, B 47, B 25, LG 4, M 36 und LG 14 ist ebenfalls Erfolg versprechend.

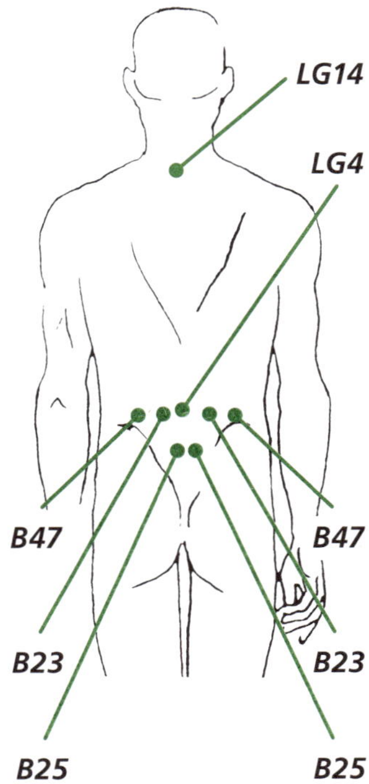

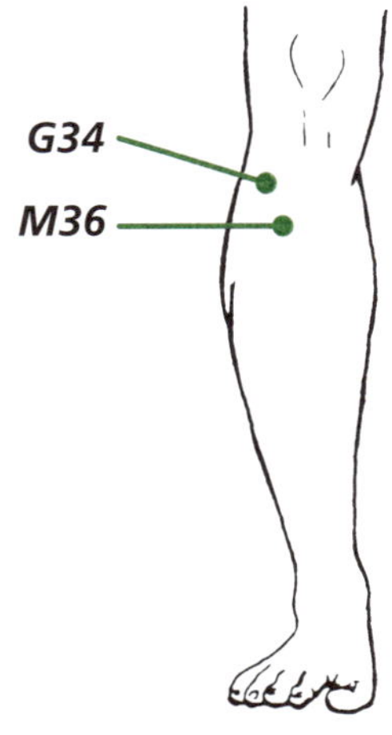

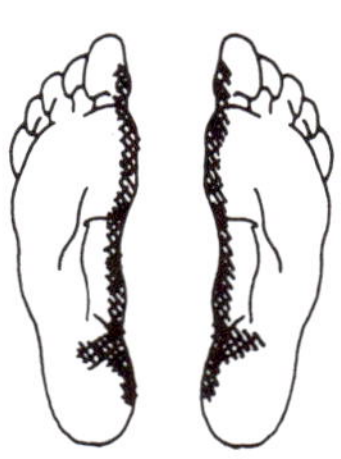

Kneipp

→ Ischias

Heilpflanzen

→ Ischias

Homöopathie

→ Hexenschuss

Kropf

→ Ernährung
→ Lebensstil

Der Begriff Kropf drückt herkömmlicherweise lediglich die Vergrößerung der Schilddrüse aus, wie sie früher in jodarmen Gegenden infolge eines Jodmangels bzw. auch Zink- und Selenmangels gang und gäbe war. Es war und ist dies ein Unterfunktionskropf, wo die Schilddrüse versucht, durch Vergrößerung die Unterfunktion auszugleichen. Andererseits kommt es bei der Basedow'schen Erkrankung, bei der aus ungeklärter Ursache infolge einer Autoimmunerkrankung eine Überfunktion der Schilddrüse besteht, auch zu einer mehr oder weniger ausgeprägten Vergrößerung. Durch die heutigen Untersuchungsmethoden unterscheiden wir aber nicht mehr nur zwischen Über- und Unterfunktion, sondern können auch einzelne abgeschlossene Areale innerhalb der Schilddrüse in ihrer Funktion erfassen. So unterscheiden wir Zysten, warme (mit Überfunktion) und kalte (mit Unterfunktion und Verdacht auf Bösartigkeit) Knoten. Auch die so genannte Hashimoto-Thyreoiditis, eine Autoimmunbasis-bedingte Schilddrüsenentzündung, die ebenfalls zur Bildung eines kleinen Kropfes führen kann, ist abzugrenzen.

In Jodmangelgegenden dominiert der Jodmangelkropf. Der Jodmangel innerhalb der Schilddrüsenzelle übt einen Wachstumsreiz auf dieses kleine, aber lebenswichtige Organ aus. Jod ist ein unentbehrlicher Bestandteil der von der Schilddrüse gebildeten Schilddrüsenhormone, die eine Vielzahl von Stoffwechselvorgängen in unserem Körper steuern und von zentraler Bedeutung sind. Bei Jodmangel gleicht das Organ dies zunächst mit Wachstum aus, danach kommt es zur Unterfunktion.

Die Vergrößerung der Schilddrüse kann Atemprobleme durch Einengung der Luftröhre und Sprechbehinderungen durch Lähmung der Stimmbänder auslösen. Ist Jodmangel die Ursache einer Unterfunktion, muss die Behandlung auf jeden Fall Jod enthalten. Gemeinsam mit Jod wird Schilddrüsenhormon zugeführt, was zu einer Rückbildung der Vergrößerung führt.

Mit zunehmendem Alter kommt es an der Schilddrüse zur Ausbildung der oben angeführten Zysten und Knoten, die meistens gutartig sind und nicht operiert werden müssen, solange sie eine gewisse Größe nicht überschreiten. Wenn sie allerdings eine allgemeine Schilddrüsenüberfunktion, die durch Medikamente nicht zu stoppen ist, auslösen, muss eine Teilresektion erfolgen. Bei Verdacht auf Bösartigkeit bringt die Feinnadelbiopsie die Entscheidung zur Operation; sie wird auch im Zweifelsfall durchgeführt. Nach der Operation, bei der je nach Situation ein Teil oder das gesamte Schilddrüsengewebe entfernt wird, muss man meist ein Leben lang Schilddrüsenhormone einnehmen, um eine Unterversorgung zu vermeiden. Schilddrüsenstörungen müssen mit den heute zur Verfügung stehenden exakt abgeklärt und vom Fachmann behandelt werden. Nur die Jodprophylaxe liegt in der Hand jedes Einzelnen.

Schilddrüsensymptome

Unterfunktion: *Antriebslosigkeit, Neigung zu Inaktivität und Übergewicht, Gleichgültigkeit, alle Lebensfunktionen gebremst*

Überfunktion: *Unruhe, Hyperaktivität, Gewichtsabnahme, Handschweiß, alle Lebensfunktionen eher gesteigert*

Die Symptome können mehr oder weniger ausgeprägt und unter Umständen auch larviert sein!

Schilddrüsendiagnostik

Klinische Untersuchung: *Größe der Schilddrüse und eventuell tastbare Knoten*

Normales Röntgen: *Größe und Verdrängung oder Einengung der Luftröhre*

Ultraschalluntersuchung: *Größe der Schilddrüse, benachbarte Lymphknoten*

Nuklearmedizinische Untersuchung: *Exakte Einzelheiten mit Differenzierung von Zysten und Knoten*

Feinnadelbiopsie: *Punktion, um Bösartigkeit zu erfassen oder abzugrenzen*

Labordiagnostik: *Schilddrüsenhormone und weiterer spezieller Laborparameter zur genaueren Differentialdiagnose*

Ernährung

- **jodreiche Ernährung**
- **jodreiche Mineralwässer**
- **jodiertes Speisesalz**

Um dem Jodmangel-Kropf vorzubeugen, ist eine jodreiche Ernährung sinnvoll. Jodreich sind Schellfisch, Lachs, Scholle, Miesmuscheln, Kabeljau, Goldbarsch, Heilbutt, Hering, Tunfisch. Ohne Fisch gelingt es kaum, den Jodbedarf von etwa 200 Mikrogramm täglich zu decken. Jodreiche Mineralwässer sind u. a. Sicheldorfer, Ausseeer Heilquelle, Gleichenberger Konstantinquelle, Radenska. Ferner sollte man darauf achten, jodiertes Speisesalz zu verwenden. Eine ausreichende Jodversorgung ist vor allem in der Schwangerschaft wichtig, um Mutter und Kind ausreichend mit Jod zu versorgen.

Lebensstil

- **nicht rauchen**

Schilddrüsenerkrankungen sind häufig, Frauen sind öfter betroffen. Am stärksten Frauen, die bis zum Eintritt einer Schwangerschaft rauchen oder deren Partner raucht, denn Nikotin stört die Jodverwertung und der Jodbedarf ist durch die Schwangerschaft erhöht. Aber Achtung, auch eine Jod-Überversorgung ist für das Kind gefährlich. Keinesfalls darf eine Schilddrüsenhormon-Einnahme während der Schwangerschaft beendet werden – eine engmaschige ärztliche Kontrolle ist angezeigt, um das Kind vor einer Frühgeburt und vor Missbildungen zu schützen.

Krupp-Syndrom

→ **Lebensstil**

Der Begriff Krupp war in der ersten Hälfte des vorigen Jahrhunderts der → Diphtherie, der so genannten Halsbräune, vorbehalten. Mit Klärung der viralen Ursache und der pathologischen Grundlage wurde die Diphtherie ausgeklammert und heute wird damit ein typisches Krankheitsbild mit einem harten, bellenden Husten und einer ziehenden, behinderten Einatmung (inspiratorischer Stridor) durch eine entzündliche Kehlkopfenge unterhalb des Kehldeckels, verstanden. Krupp kommt in der Regel vom 1. bis zum 7. Lebensjahr, eher selten auch früher oder später, vor.

Symptome des Krupp-Syndroms: *Nach kurzen katarrhalischen Vorboten mit eher leichtem Schnupfen und Husten, meist mitten in der Nacht, plötzliche Verschlechterung mit bellendem Husten, ziehenden Geräuschen bei der Einatmung durch Behinderung in den Atemwegen und Atemnot. Die Kinder sitzen mit erschreckten, großen Augen im Bett, Wangen gerötet, bei längerem Bestehen sind die Lippen und gelegentlich auch die Wangen bläulich verfärbt. Der Husten ist schmerzhaft und beim Einatmen werden unter Umständen die Halsgrübchen und die Zwischenrippenräume eingezogen. Das Krankheitsbild entspricht der Schwere der Atembehinderung.*

Auslöser sind verschiedene Viren, wie Parainfluenzaviren, Influenza-A- und -B-Viren, RS- Viren usw. Je nach Auslöser und dem individuellen Zustand des Abwehrsystems können die Auswirkungen mehr oder weniger dramatisch sein.

Es kommt zu einer akuten Kehlkopfentzündung mit entzündlicher Schwellung durch Flüssigkeitseinlagerung unterhalb des Kehldeckels und außerdem zum Fortschreiten der Entzündung auf die oberen und unteren Atemwege. Durch die meist vorhandenen häutchenförmigen Beläge kann es zu einer weiteren Verengung der Luftröhre kommen, die Einatmung erheblich behindert.

Abzugrenzen ist der virale Krupp von der durch Bakterien (meist Haemophilus influenzae, Typ B) ausgelösten Entzündung des Kehldeckels, der Epiglottitis. Eine sehr ernst zu nehmende, meist hochfieberhafte Erkrankung, die sofort fachgerechter Behandlung bedarf. Beim Krupp besteht kaum

Fieber, wenig Speichelfluss, starke Heiserkeit, aber doch unterschiedliche Schwere der Erkrankung. Der Heilungsverlauf ist gut, die Wiederholung häufig. Wegen der Gefahr der Atemnot bis zur Bewusstseinsstörung und Muskelerschlaffung sowie der Verwechslungsgefahr mit der Kehldeckelentzündung ist die sofortige Spitalseinweisung angezeigt.

Lebensstil

- **Entspannung**
- **Haemophilus influenzae-Vorbeugung**

Stress und Aufregung verstärken alle Krupp-Symptome – insbesondere soziale Belastungen der Kinder und mangelnde Obsorge, das heißt zu wenig Nestwärme.

Gegen die Gefahr der Kehldeckelentzündung durch das Bakterium Haemophilus influenzae ist die vorbeugende Impfung das Mittel der Wahl!

Laktose-Intoleranz

→ **Ernährung**

Wenn der Milchzucker als Bestandteil der Milch nicht vertragen wird, spricht man von Laktose-Unverträglichkeit. Zur Verdauung des Milchzuckers ist ein Enzym, die Laktase, notwendig. Es wird im Darm gebildet und spaltet den Milchzucker in Galaktose und Glukose. Wenn dieses Enzym (unzureichende Produktion = sekundärer Mangel, ererbtes Produktionsdefizit (selten) = primärer Mangel) fehlt, gelangt der Milchzucker in untere Darmabschnitte und wird dort von den Darmbakterien als Nährstoff genutzt. Dabei entstehen Säuren und Gase, die wiederum zu vermehrtem Flüssigkeitseinstrom in den Darm führen. Die Folge: Durchfall, Bauchschmerzen, Blähungen, Völlegefühl.

Etwa 20 % der europäischen Bevölkerung leidet an Mangel oder ungenügender Produktion von Laktase und haben eine Laktose-Unverträglichkeit. In Afrika oder Australien liegt diese Zahl ganz erheblich höher. Es ist keine Erkrankung im eigentlichen Sinn, sondern eine mangelhafte Anpassung – der Säugling verträgt viel Laktose, die in der Muttermilch vorhanden ist, die Enzymbildung nimmt im Lauf des Lebens mehr oder weniger stark ab. Meist treten die Beschwerden erst ab etwa einer Menge von 200 ml Milch/Tag (= 10 g Laktose) auf, selten kommt es schon bei geringeren Mengen zur Unverträglichkeit. Treten die Erscheinungen bereits bei ganz kleinen Mengen auf, eventuell kombiniert mit Ausschlägen etc., muss auch an eine Milchallergie gedacht werden – ärztliche Abklärung ist unbedingt erforderlich.

Um dennoch den Kalziumbedarf durch Milchprodukte zu decken, kann auf Sauermilch und Käse ausgewichen werden. Damit kann einem Kalziummangel, der ein Risikofaktor für die gefürchtete → Osteoporose ist, vorgebeugt werden. Bei sehr empfindlichen Personen, die Käse ablehnen und auch Sauermilchprodukte schlecht vertragen, muss die Kalziumunterversorgung anders kompensiert werden. Dazu gibt es Laktase-Präparate zum Einnehmen, die je nach Ausmaß des Laktasemangels und der beabsichtigten Milchzuckeraufnahme dosiert werden. Die Einnahme muss aber ärztlich überwacht werden.

Ernährung

- laktosefreie Milchprodukte
- kalziumreiche Nahrungsmittel
- Nahrungsergänzungsmittel

Laktose-intolerante Menschen sollten die Zutatenliste bei Fertig- oder Halbfertigprodukten, aber auch bei Schokolade, Desserts usw. genau beachten. Auch Brot und Backwaren können Milch oder Molke bzw. Milchzucker enthalten. Sauermilchprodukte haben weniger

Milchzucker, da die Milchsäurebakterien die Laktose schon im Produkt zum Teil abgebaut haben. Hartkäse ist praktisch laktosefrei, hier wurde die Laktose während des längeren Reifungsprozesses nahezu vollständig abgebaut.

Um einem Kalziummangel vorzubeugen, empfehlen sich neben der Verwendung von laktosefreien Milchprodukten kalziumreiche Mineralwässer und kalziumangereicherte Fruchtsäfte, bzw. unter Umständen (nach ärztlicher Beratung und labormäßiger Kontrolle!) die Einnahme von entsprechenden Nahrungsergänzungsmitteln.

Laktosegehalt verschiedener Lebensmittel in g/100 g

Milchpulver	38,0 – 51,5
Kondensmilch	9,3 – 12,5
Eiscreme	5,1 – 6,9
Milch (Vollmilch, Haltbarmilch)	4,8 – 5,0
Magertopfen	4,1
Kaffeeobers, 15 % Fett	3,8 – 4,0
Jogurt	3,7 – 5,6
Kefir	3,5 – 6,0
Buttermilch	3,5 – 4,0
Rahm-, Doppelrahmfrischkäse	3,4 – 4,0
Desserts (Fertigprodukte: Cremes, Pudding, Milchreis, Grießbrei)	3,3 – 6,3
Rahm, Obers	2,8 – 3,6
Schmelzkäse, 10 – 70 % F. i. T.	2,8 – 6,3
Hüttenkäse, 20 % F. i. T.	2,6
Crème Fraîche	2,0 – 3,6
Molke	2,0 – 5,2
Topfen, 10 – 40 % Fett	2,0 – 3,8
Butter	0,6 – 0,7

Kalziumgehalt von Mineralwässern in mg/l

Aubad-Quelle	431,26
Donatquelle	420
Long Life	263
Jovina	260
Preblauer Auenquelle	251,7
Alpquell	242,9
Astoria	216,2
Radenska	211,4

Legionärskrankheit = Legionellose

Erreger der Legionärskrankheit sind Legionellen (hauptsächlich Legionella pneumophila, daneben noch weitere 18 verschiedene Formen). Sie verursachen schwere atypische → Lungen- und Rippenfellentzündungen.

Die Erreger kommen in geringer Konzentration im Wasser natürlich vor, und vermehren sich in Warmwasseranlagen bei Temperaturen von 30 bis 45 Grad. Bei mehr als 55 Grad sterben sie ab. Werden sie mit feinsten Wassertröpfchen eingeatmet (etwa durch Befeuchtungsgeräte oder über Brausen), lösen sie schwere Atemwegsinfektionen und Allgemeinerkrankungen aus, die bei Menschen mit geschwächtem Abwehrsystem häufig tödlich enden. Die Krankheit wurde erstmals 1976 in einem Hotel beobachtet, in dem sich amerikanische Kriegsveteranen trafen. Sie ist mit Antibiotika – eventuell in Kombination – behandelbar, die Schwierigkeit liegt in der rechtzeitigen und richtigen Diagnose. Die Legionellose ist in Mitteleuropa seltener als in Amerika.

Leistenbruch

→ Lebensstil

Die Bezeichnung »Leistenbruch« steht ganz allgemein für den Begriff »Bruch«, weil der Leistenbruch die häufigste Art des Bruches ist.

Ein Bruch entsteht durch das Hindurchtreten von Eingeweiden durch eine Lücke in der mehrschichtig, kräftig aufgebauten Bauchwand. Brüche können angeboren sein, wenn sich die im frühembryonalen Stadium offenen Körperhöhlen nicht zur Gänze schließen. Sie können aber auch bei Bauchwandschwäche (die angeboren sein oder sich im fortgeschrittenen Lebensalter entwickeln kann) oder durch plötzliche Druckerhöhung im Bauchraum (z. B. beim Husten, beim Heben und Tragen schwerer Lasten, durch Pressen bei Verstopfung oder beim Harnlassen) auftreten. Beim inneren Bruch erfolgt die Ausstülpung in eine vorgebildete Tasche des Bauchfells, bleibt also innerhalb der Bauchhöhle. Beim äußeren Bruch (wesentlich häufiger) tritt der Bruch durch die sogenannte Bruchpforte aus der Bauchhöhle heraus und wird außen sichtbar. Der Leistenbruch (liegt im Leistenbereich) ist mit den Narbenbrüchen nach Bauchoperationen der häufigste Bruch und betrifft hauptsächlich Männer. Je nach Größe besteht der Bruchinhalt aus Teilen des Bauchnetzes, des Dünn- und gelegentlich auch Teilen des Dickdarms, vornehmlich der Sigmaschlinge. Wenn sich der Bruch bei Druckentlastung der Bauchhöhle, im Liegen, wieder in die Bauchhöhle zurückschieben lässt, spricht man von »reponibel«. Ist der Bruchinhalt bereits verklebt und/oder ist er schon so groß, dass er nicht mehr zurückbefördert werden kann, ist er »irreponibel«. Normalerweise geht der Bruch bei genügend großer Bruchpforte und nicht verklebtem Bruchinhalt beim entspannten Liegen von selbst wieder zurück, oder er kann mit sanften, massierenden Bewegungen zurückbefördert werden. Wenn sich der Bruch plötzlich nicht mehr bewegen lässt und einen brennend stechenden Schmerz verursacht, ist eine Einklemmung wahrscheinlich. Der Bruchinhalt kann durch die Einklemmung (vornehmlich der ver- und entsorgenden Gefäße) akut anschwellen. Sofort zum Arzt! Nur geübte Hände dürfen versuchen, den eingeklemmten Bruch, der starke Beschwerden verursacht, eventuell unter Beihilfe von schmerz- und krampflösenden Mitteln, wieder zu reponieren. Kann die Einklemmung nicht behoben werden, ist eine möglichst rasche Operation angebracht, um ein Absterben der eingeklemmten Darmteile zu verhindern.

Der Operateur kann mit dem Ultraschall sehr gut Aufschlüsse über die anatomischen Verhältnisse gewinnen und damit gezielt seinen Operationsplan festlegen. In diesem Zusammenhang ist auch die Beurteilung der Hoden notwendig, da der Samenleiter mit eingeschlossen sein kann.

Sanierung: Operativ, meistens mittels Endoskop (Bauchspiegelung). Der Bruchinhalt wird zurückbefördert, der Bruchsack entfernt und die Bruchpforte möglichst fest chirurgisch verschlossen. Bei zu großem Operationsrisiko und zu hohem Alter behandelt man konservativ: der Bruch wird händisch zurückbefördert und ein Bruchband mit einer Pelotte, die die Bruchpforte verschließt, getragen, um einen neuerlichen Vorfall zu verhindern. Dies ist aber nur eine Nothilfe, da das wirkungsvolle Tragen des Bruchbandes sehr mühselig ist und die Lebensqualität beeinträchtigt.

Lebensstil

- **Gymnastik**
- **leicht verdauliche Ernährung**

Bei ererbter Bindegewebsschwäche lohnt es sich ganz besonders, die Bauchmuskeln durch Gymnastik zu kräftigen. Das rasche Anheben schwerer Lasten sollte man unterlassen und Hilfe suchen. Eine geregelte Verdauung sorgt für normale Druckverhältnisse im Bauchraum. Auch manche Sportarten erhöhen den Druck im Bauchraum stark und können schaden: Gewichtheben, Ringen, Kugelstoßen usw. sind verboten; Kanufahren und Rudern sind bei bekannter Schwäche der Bauchdecke ungünstig.

Leukämie

→ Lebensstil

Leukämie ist eine Sammelbezeichnung für bösartige Veränderungen der normalerweise mit lebensnotwendigen Aufgaben betrauten weißen Blutkörperchen. Die auslösende(n) Ursache(n) der Erkrankung werden von den weltweit forschenden Instituten und Kliniken nach verschiedenen Richtungen diskutiert. Inzwischen hat sich das Wissen um Diagnose und Therapie der bösartigen Bluterkrankungen zu einer Fachdisziplin entwickelt, die speziellen Teams vorbehalten bleibt. Daher an dieser Stelle nur eine oberflächliche Information mit dem Hinweis, bei welchen Beschwerden an den Beginn einer Leukämie zu denken ist.

Am Beginn stehen die Vorläuferzellen der weißen Blutkörperchen. Tumorzellen treten rasch in den Kreislauf über und werden in den ganzen Körper ausgeschwemmt. Grob gesprochen unterscheidet man die lymphatische (das Lymphgewebe betreffend) von der myeloischen (die segmentierten weißen Blutkörperchen mit ihren verschiedenen Formen betreffend) Leukämie, sowie akute und chronische Verlaufsformen.

Die Symptome entstehen, wenn die normalen weißen Blutkörperchen von den minderleistungsfähigen verdrängt werden und es zu einer erhöhten Krankheitsanfälligkeit, zu Blässe, Leistungsabfall, Blutarmut, Blutungen kommt und wenn die Tumorzellen die Funktion der Organe mindern. Milz, Leber und Lymphknoten können vergrößert sein. Die Diagnose erfolgt in den speziellen Abteilungen, durch Anamnese, durch die klinische Untersuchung, durch Punktion des Knochenmarks, allenfalls durch weitere Organuntersuchungen und durch das Labor. Die Behandlung der Leukämie wird nach sehr präzisen Therapiekonzepten auf Spezialabteilungen, mit nicht nur ärztlichen sondern auch pflegerischen Spezialisten, phasengerecht durchgeführt. Gewisse Formen, vor allem im Kindesalter, können bereits eine beachtlich hohe Heilungsquote erreichen, und diese Zahl steigt von Jahr zu Jahr.

→ *Krebs*, → *Chemotherapie.*

Lebensstil

- **psychische Betreuung**
- **Bewegung**
- **Vollwerternährung**

Während der stationären Therapie werden die Patienten auch psychisch betreut. In den Zwischenphasen, in häuslicher Pflege, kommt den Verhaltensweisen erhebliche Bedeutung zu. Allem voran setzt man die positive Einstellung im Kampf gegen die schwere Erkrankung und die belastende Therapie. Diese von der Naturheilmedizin schon seit langem angesprochene Komponente wird nunmehr auch von klinischer Seite als immer wichtiger eingeschätzt. Es ist nicht nur eine Frage der momentanen Lebensqualität, sondern hat offensichtlich auch einen entscheidenden Einfluss auf den Therapieerfolg. Der Belastungsfähigkeit angepasste Bewegung in frischer Luft mit entsprechenden Naturerlebnissen und gesunde Vollwerternährung tun ein Übriges. Jede eventuelle Zusatztherapie muss mit dem Behandlungsteam abgesprochen werden.

Lichttherapie

Die Lichttherapie ist eine relativ neue Behandlungsform bei saisonabhängigen Depressionen. Es ist nicht geklärt, warum manche Menschen diese Depression bei verlängerter nächtlicher Dunkelheit bekommen und die Masse der anderen Menschen völlig unempfindlich ist. Diskutiert werden Anomalien bei der Ausschüttung bestimmter Hormone oder Botenstoffe, möglicherweise reagieren auch die Augen von Betroffenen anders auf den Lichteinfall und komplexe, nicht steuerbare Vorgänge im Gehirn könnten außerdem mitspielen. In der Praxis hat man den Eindruck, dass gewisse prädestinierte Persönlichkeitsstrukturen eine große Rolle spielen. Ungeachtet dessen hat sich die Lichttherapie als wirksam erwiesen.

Die Lichttherapie ist eine Behandlung dieser saisonbedingten Depressionen mit Speziallichtboxen, die eine Lichtstärke von 10.000 Lux aufweisen (zum Vergleich: in normal ausgeleuchteten Räumen herrscht durchschnittlich eine Lichtstärke von 300 Lux). Für die gewünschte antidepressive Wirkung genügt eine tägliche

Bestrahlung von etwa 15 Minuten bis 1 1/2 Stunden, egal zu welcher Tageszeit. Die ersten Erfolge lassen sich meist nach 1 bis 2 Wochen täglicher Behandlung feststellen. Die angebotenen Lichtboxen bestehen aus einem Kunststoffkasten, Leuchtstoffröhren, einer glänzenden Folie und einer Filterscheibe, die das Licht gleichmäßig verteilt und den UV-Anteil herausfiltert. Vor Beginn einer Lichttherapie sollte eine augenärztliche Untersuchung erfolgen. Bei bestehenden Netzhautproblemen oder anderen Augenproblemen, z. B. einer erhöhten Lichtempfindlichkeit, die auch durch manche Medikamente hervorgerufen werden kann, ist die Zustimmung des Augenarztes erforderlich.

Parallel mit der Lichttherapie ärztlich verordnete Antidepressiva lassen sich gut kombinieren, potenzieren die Wirkung und die Dosis kann meist reduziert werden. Die richtige Positionierung vor dem Licht und die Konsequenz in der Anwendung der Lichttherapie sind für den Erfolg ausschlaggebend. Weitere Informationen: Norman E. Rosenthal, Siegfried Kasper: »Lichttherapie«, erschienen im Kneipp-Verlag 2004.

Hersteller und Vertrieb von Lichttherapiegeräten

Deutschland:

SML Licht- und Therapiesysteme
Jülicher Straße 373, D-52070 Aachen
Tel.: + 49 24 08 /9 00 64 64, Fax: + 49 24 08 /9 00 64 65
Internet: www.lichttherapie.de
e-mail: info@lichttherapie.de

Waldmann Medizintechnik GmbH & Co
Peter-Henlein-Straße 5, D-78026 Villingen-Schwenningen
bzw. Peter-Henlein-Str. 5, D-78056 Villingen
Tel.: + 49 7720 /601 0, Fax: + 49 7720 /601 290
Internet: www.waldmann.com
e-mail: info@waldmann.com

METEC Medizin-Technische GmbH
Klenzestraße 57c, D-80469 München
Tel.: + 49 89 /2 01 00 17, Fax: + 49 89 /2 01 00 44
Internet: www.metec-muenchen.de
e-mail: info@metec-muenchen.de

Österreich:

Sambax GmbH
Schulgasse 12, A-6065 Thaur
Tel.: + 43 52 23 /49 26 04, Fax: + 43 52 23 /49 26 08
Internet: www.sambax.com
e-mail: office@sambax.com

Leupamed Medizintechnik
Bundesstr. 149, 8071 Dörfla bei Graz
Tel.: + 43 3 16 /40 34 24, Fax: + 43 3 16 /40 37 20
Internet: www.leupamed.at
e-mail: office@leupamed.at

Grubholz Medizin Technik (GMT)
Eißlgasse 2, A-8047 Graz
Tel.: 0316 /30 26 77-0, Fax: 0316 /30 26 77-7
Internet: www.gmt-graz.at
e-mail: gmt.graz@utanet.at

Luftröhrenentzündung

Kommt praktisch nie isoliert vor, sondern ist immer mit Entzündungen der oberen und/oder unteren Atemwege verbunden. Vordergründig ist der intensive, brennende Schmerz hinter dem Brustbein, der den Patienten in der Regel zum Arzt führt. Bei längerem Bestehen muss zum Ausschluss gravierender Veränderungen ein Thoraxröntgen und eventuell eine Bronchoskopie (Spiegelung der Bronchien) durchgeführt werden. Naturheilkundliche Maßnahmen nur mit ärztlicher Zustimmung.
Siehe →Bronchitis.

Lungenentzündung

Bei der Lungenentzündung (= Pneumonie) ist die Entzündung nicht auf die Schleimhäute der Atemwege beschränkt, sondern schließt das Lungengewebe mit den Lungenbläschen, wo der Gasaustausch stattfindet, sowie das dazwischen liegende Bindegewebe mit den Gefäßen und Nerven mit ein. Der Befall ist in der Regel auf gewisse, mehr oder weniger große Bezirke der Lunge beschränkt und dieser betroffene Bereich fällt für die Sauerstoffaufnahme und Kohlensäureabgabe aus.
Je nach Ausdehnung, nach dem allgemeinen Zustand der Lunge (meist gut bei jungen Menschen und mehr oder weniger reduziert bei älteren) und auch abhängig vom aktuellen Erreger, entwickelt sich die Schwere der Erkrankung. Der Befall mit den auslösenden Erregern oder chemischen Stoffen kann direkt die Atemwege betreffen. Es kann aber auch im Rahmen anderer allgemeiner oder Organerkrankungen zu einer Pneumonie kommen. Dementsprechend ist das mögliche Erregerspektrum sehr groß. Als Erreger der Lungenentzündung kommen in Frage: Bakterien (Pneumokokken, Streptokokken. Staphylokokken, Haemophilus influenzae usw.), verschiedene Viren, Pilze und in seltenen Fällen auch Parasiten. Auch chemische Stoffe können sie auslösen und Bakterien können sich dann hinzu gesellen. Nicht selten ist auch der zusätzliche Befall durch Bakterien bei durch Viren ausgelösten katarrhalischen Infekten mit nachfolgender Pneumonie. Deshalb der dringende Hinweis, bei banalem Husten und Schnupfen durchaus die Naturheilmedizin in Anspruch zu nehmen, bei längerem Bestand und schlechtem Ansprechen auf natürliche Maßnahmen keine Zeit zu verlieren und den Arzt aufzusuchen.

In der Regel geht der Infektionsweg über einen Erstbefall der Schleimhäute der Atemwege und greift von dort auf das Lungengewebe über. Bei allgemeinen oder Organerkrankungen erfolgt die Ausbreitung der Erreger über die Blutbahn. Die bakterielle Lungenentzündung beginnt meist mit hohem Fieber und Schüttelfrost, Husten mit rostbraunem, später eitrig-gelbem Auswurf. Der Arzt kann durch die klinische Untersuchung meist schon die Diagnose stellen. Die Laboruntersuchungen ergeben erhöhte Entzündungsparameter, neben eventuell sonst noch vorhandenen krankhaften Befunden, wie Veränderungen im roten Blutbild, erhöhtem Zucker usw. Das Röntgen gibt Aufschluss über den Befall des Lungengewebes und dessen Ausdehnung. Bei stationärer Behandlung – und das ist bei älteren oder vorgeschädigten Menschen (Diabetiker, Herz-Kreislauf-Kranke, Bettlägerige aus welchem Grund immer, chronisch Lungenkranke, Alkoholkranke, Menschen mit bösartigen Tumoren in chemotherapeutischer Behandlung, HIV-Infizierte, usw.) notwendig – wird auch ein Abstrich zur Klärung der Erreger abgenommen und nach deren Identifikation geprüft, auf welche Antibiotika sie ansprechen.

Das Ergebnis dieser Untersuchung, die einige Tag dauert, wird aber üblicherweise nicht abgewartet, sondern gleich mit der Gabe eines Antibiotikums begonnen, das aus Erfahrung auf die meisten in Frage kommenden Erreger anspricht. Je nach eventueller Resistenz wird dann gewechselt.

Der angeführte besonders gefährdete Personenkreis sollte unbedingt durch die gut wirksame und gefahrlose Impfung gegen den häufigsten Erreger, die Pneumokokken, geschützt werden.

Einzelne Erregergruppen bilden Lungenentzündungen, die vom üblichen Verlauf und dem klinischen Bild abweichen und deshalb als »atypische Pneumonie« zusammengefasst werden. Die möglichen Erreger sind Viren, Chlamydien, Pilze, Mykoplasmen und Legionellen. Obwohl diese Formen nicht so dramatisch beginnen, können dennoch Grippeviren (Impfen schützt!) und andere Erreger schwere Lungenentzündungen hervorrufen. Die Diagnose ist mitunter etwas schwierig und bedarf des Fachmanns. Jede Lungenentzündung ist eine schwere Erkrankung, der Patient hat Schmerzen beim Atmen und Husten, die Atmung ist schnell und hechelnd und der Kreislauf durch die reduzierte Sauerstoffzufuhr sehr belastet.

Naturheilkundliche Maßnahmen können helfen, das Allgemeinbefinden zu verbessern, die Selbstheilungskräfte zu unterstützen und das Fieber zu senken, sowie den Husten zu lindern.

→Fieber, →Bronchitis, →Husten.

Lyme-Borreliose

→ **Lebensstil**

Erreger ist die Spirochäte Borrelia burgdorferi, die schon lange vorher entdeckt wurde, ehe man sie als Erreger einer endemischen Erkrankung im Orte Lyme in Connecticut identifizieren konnte. Der korkzieherartige Erreger wird beim Zeckenbiss übertragen, allerdings nicht sofort beim ersten Festbeißen, sondern erst nach längerem Saugen. Die Wahrscheinlichkeit einer Infektion ist innerhalb den ersten 24 Stunden relativ gering und steigt ab dem zweiten Tag erst richtig an. Somit hat man schon eine gute, sehr sichere Vorbeugemöglichkeit, wenn man im Anschluss an den Aufenthalt in Wald und Flur, nach einem Duschbad den Körper nach festgesaugten Zecken absucht und diese gegebenenfalls gleich entfernt. Kommt es tatsächlich zu einer Infektion, dann verschwindet in der Regel die übliche daumennagelgroße Bissrötung nicht, sondern wächst nach zwei oder mehreren Tagen allmählich auf Handtellergröße und größer an und blasst in der Mitte ab. Auch an anderen Körperstellen können derartige Rötungen auftreten. Man spricht dann von einer wandernden Rötung =

Erythema migrans. Gleichzeitig kann es zu einer Schwellung der regionalen Lymphknoten, die sich in die Abwehr miteinschalten, kommen. Diese Hautphase wird nicht selten von einem grippeähnlichen Symptombild mit Fieber, Muskelschmerzen usw., begleitet. Monate nach dem Ausschlag beobachtet man in Amerika in etwa 15% der Fälle neurologische Störungen, in den Zeckengebieten Mitteleuropas eher seltener. Auch Veränderungen am Herzmuskel mit Reizleitungsstörungen usw. treten auf. Vor allem sehen wir in unseren Regionen (mit ansteigender Zahl von etwa 1980 bis 1995 und jetzt, durch die frühzeitige Behandlung, wieder rückläufig) später akut auftretende Gelenkentzündungen, besonders an den großen tragenden Gelenken mit allen klinischen und labormäßigen Zeichen der akuten Arthritis.

Der Nachweis der Erkrankung kann im frühen Stadium schon aus dem Bild der Hautrötung gestellt werden und nach einer Latenzzeit lassen sich Antikörper gegen die Borrelien relativ einfach, neben den labormäßigen Entzündungsparametern, nachweisen. Wenn als Borreliose erkannt, sollte möglichst rasch mit der durchaus gut wirksamen Antibiotikatherapie begonnen werden. Die Erreger sprechen gut an, allerdings ist in der Regel eine längerfristige Therapie, über die Abheilung hinaus – eventuell in mehreren Zyklen – notwendig. Auch die neurologischen Komplikationen sowie Störungen am Herzmuskel und an den Gelenken haben dann eine positive Rückbildungstendenz.

Eine prophylaktische Antibiotikagabe nach jedem Zeckenbiss ist nicht zweckmäßig (mit Rücksicht auf den eher seltenen Befall) und wegen der guten Therapiemöglichkeiten auch nicht notwendig.

Lebensstil

▲ **Selbstmaßnahmen nach Risikoaussetzung**

Die FSME-Impfung schützt nicht vor Borreliose. Für die Borreliose gibt es keine Impfung. Zur Expositionsprophylaxe nach Aufenthalt in der freien Natur den Körper nach Zecken absuchen, wobei die reifen, schwarzen Zecken gut zu erkennen sind, während nach den sehr kleinen, rotbraunen Larven äußerst genau gesucht werden muss. Die festgefressenen Zecken mit einem Tuch oder einer Pinzette sachgerecht, entgegen den Urzeigersinn vorsichtig herausdrehen. Hunde sollten Zeckenhalsbänder tragen, da sie neben den üblichen europäischen Zwischenwirten, wie Schafen und Rotwild, auch als so genannte »falsche Zwischenwirte« die Population der Zecken fortbilden können.

Lymphdrainage

Das Lymphgefäßsystem unterstützt als unser zweites Gefäßsystem, mit einem eigenen Aufgabenkreis, das Blutgefäßsystem und hilft beim Abtransport von Flüssigkeit und Fremdstoffen aus den Geweben. Es besteht aus den sehr zarten, in die Gewebe eingelagerten Lymphgefäßen, die sich allmählich zur Zentrale hin vereinigen und größer werden. Regional sind die Lymphknoten gewissermaßen als Filter dazwischengeschaltet, indem sie Fremdkörper, Krankheitserreger und Tumorzellen aus den Lymphen herausfiltern. Sind sie blockiert oder werden sie wegen Tumorbefall entfernt, kommt es zu einem Stau der Lymphflüssigkeit und damit zu einer Indikation der Lymphdrainage. Die Lymphknoten haben als »lymphatisches« Gewebe auch ihre Aufgaben im Rahmen des Immunsystems, ebenso wie die kindliche Thymusdrüse, die Milz, die Mandeln und das sehr umfangreiche lymphatische Gewebe des Darmes.

Die Lymphdrainage soll den Abtransport von gestauter Lymphflüssigkeit über die zarten Venengefäße mit ihren Klappen und den eventuell blockierten Lymphknoten verbessern und beschleunigen. Die mitunter hochgradig gestaute Gewebsflüssigkeit mit erheblichen Spannungsschmerzen soll gemildert und die Ausscheidung von Fremdstoffen ganz allgemein gefördert werden. Besonders positiv wirkt sie bei Lymphstauungen, nachdem bei Brustkrebs die regionalen, von Krebs befallenen Lymphknoten entfernt wurden.

Ferner ist sie nach sonstigen Stauungen in den Beinen, bei alten Blutergüssen und nach einer Gipsabnahme günstig. Gegenindikationen sind Krebserkrankungen und befallene, regionale Lymphkoten, akute Entzündungen und akute Thrombosen. Die Massage erfolgt mit einer sanften, weichen, streichend-kreisenden und pumpenden Technik. Sie soll nur von gut ausgebildeten und entsprechend erfahrenen Masseuren angewendet werden. Wenn es um die Behandlung von Krankheiten oder die begleitende Therapie bei Krankheiten geht, muss die Lymphdrainage unbedingt mit dem behandelnden Arzt abgesprochen werden.

Magenbeschwerden

→ Ernährung → Akupressur → Heilpflanzen → Homöopathie → Kneipp

Der Magen ist ein wesentlicher Bereich des Hohlorgans Verdauungstrakt mit einer kräftigen muskulären Wand, die unserem Willen nicht unterworfen ist, das heißt vegetativ über Regulationsmechanismen (Aktivator ist der Vagusnerv, der Parasympathikus, und sein Gegenspieler ist der hemmende Sympathikus) gesteuert wird. Außen ist das Organ mit einer feinen Haut überzogen, so dass es sich gegenüber seiner Nachbarschaft im Bauchraum gut bewegen kann. Innen ist der Magen mit einer längsgefalteten Schleimhaut ausgekleidet, in der die Magendrüsen die Verdauungssäfte – bei durchschnittlicher Ernährung bis zu 2 Liter in 24 Stunden – produzieren und abgeben. Die Hauptzellen erzeugen den Eiweißspalter Pepsin, die Nebenzellen schützende Schleimstoffe und die Belegzellen Salzsäure, die nicht nur der Nahrungsaufbereitung, sondern auch der Abtötung säureempfindlicher Bakterien und sonstigen Erreger dient. Weiters wird noch das Magenhormon Gastrin freigesetzt, dem eine Steuerungsfunktion zukommt: Es regt über den Blutweg die Produktion von Salzsäure an und stoppt diese in einer Rückkoppelung wieder, wenn der Mageninhalt sauer ist. Weitere im Magen aktive Enzyme haben die grobe Aufbereitung der Kohlenhydrate und Fette zur Aufgabe. Durch peristaltische Kontraktionen (in Längsrichtung laufende Einschnürungen) wird der teilweise aufbereitete Nahrungsbrei durchgeknetet und weiter zum Magenausgang befördert. Ein Nervengeflecht in der Magenwand steuert die schubweise Entleerung der Nahrung. Die Speisen bleiben je nach Zusammensetzung durchschnittlich 1 bis 5 Stunden im Magen. Die kürzeste Verweildauer haben Flüssigkeiten (davon am kürzesten das kalte Wasser), da sie den Magen über eine eigene Schleimhautstraße, unabhängig von der sonstigen Magenfüllung, passieren. An Nährstoffen hat Zucker die geringste und Fett die längste Verweildauer im Magen.

Das Fassungsvermögen ist individuell sehr verschieden und beträgt im Durchschnitt etwa 1,5 Liter.

Die Beschwerden des kranken Magens, die in der Mitte des Oberbauches lokalisiert werden und nicht selten zum Rücken hin ausstrahlen, können der Vielfalt der Ursachen entsprechend sehr unterschiedlich sein. Sie geben dem Fachmann vielfach auch schon einen Hinweis auf die Ursache. Sie reichen vom Völlegefühl über Drücken, Brennen, Krämpfe und Schmerzen bis zum typischen Nüchternschmerz. Sie können relativ früh nach der Nahrungsaufnahme oder erst später, nach dem Konsum bestimmter Speisen und/oder während oder nach psychischen Belastungen auftreten. Völlegefühl und Übelkeit können bis zum Erbrechen führen, Appetitlosigkeit kann sich ebenso wie Heißhunger in der Anamnese finden und vor allem ist fast immer ein Missbrauch an den Genussgiften – Alkohol, Nikotin und Koffein – festzustellen. Auch tageszeitliche Schwankungen sind möglich. Die Entzündung des Magens mit allen möglichen Begleit-

Übersicht über Erkrankungen des Magens

- *Vegetative Fehlsteuerung*
  - *Verzögerte oder beschleunigte Magenpassage*
  - *Ungenügender Mageneingangsverschluss mit Magensaftrückfluss*
- *Zwerchfellbruch mit teilweiser Verlagerung in den Brustraum*
- *Akute Entzündung der Magenschleimhaut mit oder ohne Geschwürsbildung*
- *Chronische Entzündung der Magenschleimhaut mit oder ohne Geschwürsbildung*
- *Befall mit dem die Entzündung und Geschwürsbildung fördernden Helicobacter pylori*
- *Zur leichten diffusen Blutung neigende (haemorrhagische) Entzündung*
- *Blutung aus einem am Boden eines Geschwürs eröffneten Gefäßes*
- *Gutartige Tumoren der Schleimhaut (Polypen) und in den Wandschichten*
- *Bösartige Tumoren in verschiedenen Formen und unterschiedlichen zellulären Ursprungs*

oder Nachfolgeerscheinungen (Geschwür oder Blutung und letztlich Krebsentwicklung) ist ein typisches Beispiel einer psychosomatischen Erkrankung, wie sie in unserer hektischen Zivilisation immer häufiger auftreten. Vorausgehend sind funktionelle Störungen der Magenfunktion durch psychische Überforderungen, auf die nicht sinngemäß reagiert, sondern durch Genussmittel-Missbrauch geantwortet wird. Bei entsprechender Neigung und Veranlagung entsteht eine Entzündung der Magenschleimhaut als organische Veränderung, die sich nach und nach als selbständige Erkrankung weiter entwickelt und den oben skizzierten dramatischen Verlauf nehmen kann.

Im Bereich der funktionellen Störungen und ersten Entzündungszeichen liegt ein breites Einsatzgebiet für die Naturheilmedizin vor. Das setzt aber voraus, dass bei allen länger dauernden Beschwerden in der Magengegend eine exakte Diagnose gestellt und falsche Verhaltensweisen korrigiert werden. Erforderlichenfalls – etwa bei schlechtem Ansprechen auf naturheilkundliche Maßnahmen – müssen alle schulmedizinischen Möglichkeiten eingesetzt werden. Auch dabei sind naturheilkundliche Methoden eine willkommene und sinnvolle Ergänzung.

Zur Diagnose: Grundlage ist wie immer eine ausführliche Anamnese. Dazu kommen Laboruntersuchungen, eventuell das Magenröntgen, das allerdings schon weitgehend durch die aussagekräftigere Gastroskopie (endoskopische Untersuchung), die direkte Bilder liefert und Gewebeentnahmen zur mikroskopischen Untersuchung gestattet, verdrängt wurde. Bei Tumorbildungen kommt noch die Computertomographie hinzu.

Nicht nur als ergänzende Maßnahme, sondern absolut vorrangig hat bei allen Behandlungen des Magens die Lebensstilmedizin zu stehen. Sowohl die psychischen Überforderungen als auch die gesundheitsgefährdenden Verhaltensweisen, einschließlich des Missbrauchs von Genussgiften, sind zu ändern, denn nur dann kann auch ein dauerhafter Erfolg erwartet werden.

Da die funktionellen Magenbeschwerden und ersten organischen, entzündlichen Veränderungen (→ Gastritis) sehr gut behandelbar sind, aber zu wenig ernst genommen werden, ist die Zahl der sich daraus entwickelnden Magengeschwüre unverhältnismäßig hoch.

Manche Autoren nehmen an, dass bis zu 20 % der Bevölkerung einmal im Leben davon heimgesucht werden, Männer 4-mal öfter als Frauen. Magengeschwüre können auch mit anderen Organkrankheiten – z. B. der Niere oder der Bauchspeicheldrüse – vergesellschaftet sein. Auch durch Medikamente, wie Rheumamittel, Schmerzmittel, Kortison usw. können sie ausgelöst werden. Meistens ist der Keim Helicobacter pylori (→ Gastritis), der auch bei völlig Gesunden gefunden werden kann, daran beteiligt. Das Magengeschwür entwickelt sich aus einem oberflächlichen Schleimhautdefekt (Erosion), der sich mehr oder weniger rasch flächenmäßig und auch in die tieferen Schichten der Magenwand ausbreiten kann. Mit der Größenzunahme steigen die Schmerzen und führen auch den nachhaltigsten gesundheitlichen Ignoranten zum Arzt. Ursachen sind eine Störung im Gleichgewicht der aggressiven zu den schützenden Magensekreten, die bereits erwähnten psychischen Faktoren, hormonelle Dysfunktionen und der Keim Helicobacter pylori. Beim floriden Magengeschwür verschlimmert

Essen die bohrenden, brennenden, nagenden Schmerzen mit Aufstoßen, nüchtern sind die Beschwerden geringer. Beim Geschwür im Zwölffingerdarm ist umgekehrt der Nüchternschmerz charakteristisch, der sich nach Nahrungsaufnahme bessert.

Die Behandlung besteht in gesunder Lebensführung, Diät und Medikamenten. Unter den Medikamenten sind die Antacida (bereits gebildete Säure wird neutralisiert), etwa 1 und 3 Stunden nach dem Essen einzunehmen, anzuführen. Die Mittel der Wahl sind aber die H2-Säureblocker, die die Säureproduktion von vornherein regulieren, und die noch moderneren Protonenpumpenhemmer. Es gibt auch hervorragende Magenschutzmedikamente, die eine Schutzschicht auf die verletzte Schleimhaut legen und eine weitere Zerstörung durch Pepsin und Salzsäure verhindern. Zur Entfernung des Helicobacter pylori werden neben Protonenpumpenhemmern zusätzlich Antibiotika, gegen die der Keim empfindlich ist, eingenommen.

Der Heilerfolg muss durch eine weitere Magenspiegelung kontrolliert werden.

Ein in die Tiefe wachsendes Magengeschwür kann ein Gefäß arrodieren und zu einer mehr oder weniger intensiven Blutung führen – erkennbar an blutigem Erbrechen oder an Blut im Stuhl, der Stuhl ist durch Einwirkung der Salzsäure des Magens auf das Blut tiefschwarz (»teerschwarz«) gefärbt. Geringe Sickerblutungen können einfach laborchemisch nachgewiesen werden. Massive Blutungen sind eine gefährliche Komplikation, die sofortiger Klärung und Behandlung bedarf. Ist im Magen keine Ursache zu finden, müssen andere Blutungsquellen gefunden und behandelt werden. Dazu zählen u. a. Gefäßblutungen der Speiseröhre, aufgebrochene Geschwüre bei → Colitis, blutende Tumorbildungen im Darm oder ein blutender Darmpolyp oder Darm-Divertikel (→ Divertikulitis). 80 % der Blutungen aus dem oberen Verdauungstrakt stoppen von selbst – worauf man sich aber nicht verlassen kann – denn bei den restlichen 20 % ist höchste Gefahr im Verzug. Wenn es nicht gelingt, die Blutung schon bei der Endoskopie zu stillen, muss operiert werden.

Gutartige Polypen des Magens machen keine Beschwerden und werden oft zufällig entdeckt. Wenn sie gestielt und nicht zu groß sind, lassen sie sich bei der Endoskopie leicht entfernen. Nach Möglichkeit sollen sie immer entfernt werden, da sie die Vorstufe zum Magenkrebs sein können. Allenfalls konsequente Beobachtung.

Bei Magenkrebs sind einige Prädispositionen gesichert: Ein nicht dominanter Erbfaktor, Träger der Blutgruppe A haben ein höheres Risiko, ebenso Menschen mit Polypen und häufiger Gastritis sowie bestimmten Formen der Anämie. Die krebsverursachende Rolle des Keims Helicobacter pylori steht außer Zweifel!

Auch die Ernährung spielt eine Rolle – Nitrosamine, die sich aus Nitraten und bestimmten Eiweißstoffen bei der Ernährung bilden (wenn man z. B. häufig Geräuchertes isst), haben eine sehr negative Auswirkung. Auch Glutamat (allerdings nur in höchsten Dosen, wie sie praktisch nie verwendet werden können) steht im Verdacht, Krebs zu fördern. Gesunde, frische Kost scheint die beste Schutzfunktion für den Magen zu haben – das gilt eigentlich für alle Krebsarten!

Der schrankenlos in verschiedener Form wachsende Magenkrebs macht im Frühstadium wenig Symptome. Erst nach und nach treten Appetitlosigkeit, Übelkeit, Völlegefühl, untypische Verdauungsbeschwerden, manchmal Blutungen und später Schmerzen, Erbrechen, Blutungen und vor allem Gewichtsverlust auf.

Therapie der Wahl ist, wenn noch möglich, die radikale operative Entfernung. In den frühen Stadien bestehen gute Heilungschancen. Eine hochgezogene Dünndarmschlinge übernimmt mit der Zeit sehr gut die Funktionen des Magens. Mit operiertem Magen muss man die notwendigen Kontrolluntersuchungen regelmäßig durchführen, da nicht nur Rezidive auftreten können, sondern es bei manchen Operierten auch zu Beschwerden bei der Nahrungsaufnahme kommen kann und man die ergänzende Zufuhr mancher Vitamine und Mineralstoffe sicherstellen muss.

Ernährung

- **trockenes, fettarmes Gebäck**
- **Milch- oder Haferbrei**
- **magere Milchprodukte**
- **Kompotte**
- **Tee**

Eine eigene Ulkus-Diät (Ulkus = Geschwür) gibt es nicht. »Säurelocker«, die Entzündungen und Geschwürsbildung fördern, sollen gemieden werden. Dazu zählen alle Röstprodukte, Kaffee, Paniertes, Frittiertes, geräucherte oder gepökelte Speisen, frische Backwaren, Süßigkeiten, schwer verdauliche Hülsenfrüchte, Kohl und schwer verdauliches Gemüse, Zitrusfrüchte, alle starken ätherischen Öle in Gewürzen, Zwiebeln, Alkohol und Nikotin.

Empfehlenswert sind Zwieback, gewässerter Milchbrei, Haferbrei, Haferschleimsuppen, trockenes Brot mit wenig Olivenöl.

Magere Milchprodukte können gegessen werden, da der magensaftlockende Kalziumgehalt durch das Milcheiweiß und das Milchfett kompensiert wird.

Die wichtigste Regel lautet: Nur dann essen, wenn Appetit vorhanden, und nur das, worauf man wirklich Appetit hat (also kein Dogma). Der kranke Körper (der gesunde wesentlich weniger) weiß in der Regel ziemlich genau, was er braucht!

Man denke an trockenes Gebäck (nicht unbedingt Vollkorn – dieses belastet den geschwächten Verdauungsapparat), Toast, Salz-Feingebäck, Suppen, geschabte Äpfel, Kompotte usw.

Trinken: Keine – oder zumindest keine unverdünnten – Obstsäfte und auch kein kaltes, chloriertes Wasser (nur wenn Sie über eine gute Berg- oder Waldquelle verfügen), in der Regel auch nicht das süße Coca-Cola, sondern Tees: Minze, Melisse, Johanniskraut, Salbei, Käspappel, eventuell schwarzer oder grüner Tee.

Kneippverbände

Österreichischer Kneippbund,
Kunigundenweg 10, A-8700 Leoben,
Tel. (0 38 42) 2 17 18;
www.kneippbund.at

Deutscher Kneippbund e.V.,
Adolf-Scholz-Allee 6 – 8, D-86 825 Bad Wörishofen,
Tel. (0 82 47) 30 02-0;
www.kneippbund.de

Schweizer Kneippverband,
Weissensteinstraße 35, CH-3007 Bern,
Tel. (0 31) 3 72 45 43;
www.kneipp.ch

Bei akuten Magenbeschwerden gilt der Diätplan I

Frühstück:	milder Schwarztee ohne Zucker mit etwas Milch oder Kräutertee aus Fenchel, Kümmel, Salbei oder Kamille
Jause:	Haferschleimsuppe, gesalzen
Mittagessen:	Reisschleimsuppe gesalzen, Knäckebrot mit Butter
Nachmittag:	normaler Zwieback und Tee
Abendessen:	Reisschleim- oder Haferschleimsuppe oder Grießbrei oder gedünsteter Reis

Bei deutlicher Besserung gilt der Diätplan II

Frühstück:	Gewässerte Milch oder milder Schwarztee mit etwas Milch oder Kräutertee, Toastbrot mit Butter, etwas magerer Schinken
Jause:	geschlagene Bananen und ein mageres Jogurt
Mittagessen:	Karottencremesuppe, kleine Portion gekochter Fisch mit Kartoffelpüree, Kompott ohne Zucker
Nachmittag:	Tee, Zwieback, altbackenes Brot mit Butter, etwas Gervais
Abendessen:	milde Rindsuppe mit Nudeln, kleine Portion magerer Schinken mit Topfen (Quark), altbackenes Brot mit Butter

Wenn die Schmerzen seit 48 Stunden nicht mehr aufgetreten sind, gilt Diätplan III

Frühstück:	Milch oder Schwarztee mit Milch, Grahambrot, Knäckebrot mit Butter, etwas milde Schinken
Jause:	Jogurt, Kompott mit Süßstoff
Mittagessen:	magere Rindsuppe mit Nockerln, gewürzarmes Kalbsragout mit Vollkornnudeln, gekochte Karotten, Kompott ohne Zucker
Nachmittag:	Brötchen, Kekse mit etwas Butter und Kamillentee, eine kleine Banane
Abendessen:	klare Fischsuppe, Reisauflauf mit Süßstoff

Akupressur

- ▲ MP 4
- ▲ KG 15
- ▲ Di 11
- ▲ B 21
- ▲ G 34
- ▲ LG 12
- ▲ KS 6
- ▲ M 41
- ▲ MP 6
- ▲ KG 12
- ▲ B 20
- ▲ MP 9
- ▲ M 36
- ▲ Di 4
- ▲ N 1

Neben der klinischen Therapie drücken Sie zur Kräftigung des Magens folgende Punkte: MP 4, MP 6, KG 15 (an der Spitze des processus xyphiodeus – des so genannten Schwertfortsatzes am unteren Rand des Brustbeines) und KG 12. KG 12 – auch als »mittlerer Kanal« bezeichnet – liegt auf der Mittellinie der Körpervorderseite, genau auf halbem Weg zwischen Schwertfortsatz und Nabel. Der Name »mittlerer Kanal« ist sehr zutreffend, denn genau darunter liegt der Magen.

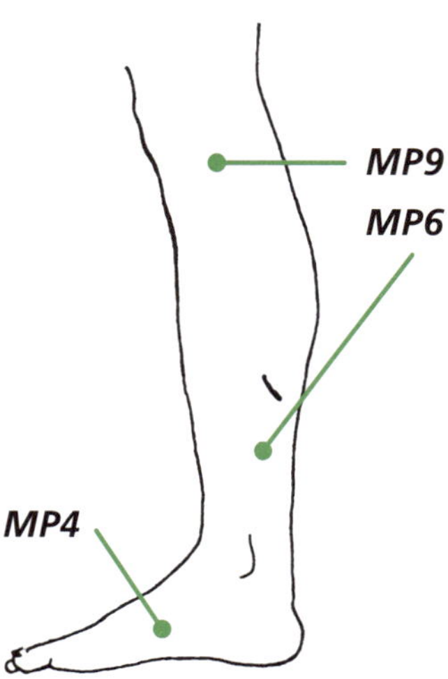

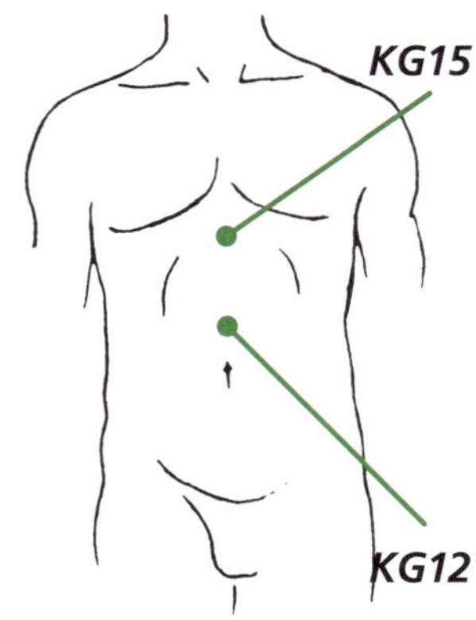

Menschen mit chronischem Magenleiden sind an dieser Stelle besonders schmerzempfindlich. Schon eine leichte Massage kann Erleichterung bringen. Warum man diesen Punkt auch bei niedrigem Blutdruck anwendet, ist leicht erklärbar: Die Verdauung bildet bekanntlich eine wichtige Energiequelle. Eine Stärkung der Verdauungsfunktion bringt dem Körper somit mehr Energie und der niedrige Blutdruck, Symptom des Energiemangels, steigt. Der Körper hat überdies mehr Kraft, um gezieltes Gefäßtraining (etwa in Form einer Kneipp-Kur) durchzustehen. Durch Behandlung des Punktes KG 12 wird optimale Verdauung, Aufnahme und Verteilung der angebotenen Nahrungsmittel erzielt.

Weitere Punkte: Di 11, B 20 (suchen Sie den Dornfortsatz des 11., also vorletzten Brustwirbels; vom unteren Rand zwei Querfinger seitlich), B 21 (dies ist der so genannte Zustimmungspunkt für den Magen und liegt knapp unterhalb des Punktes B 20. Genauer: zwei Querfinger seitlich des 12. Brustwirbeldornfortsatzes. Diese Stelle wiederum ertasten Sie mühelos, denn der 12. Brustwirbelkörper hat nur noch ganz kurze Rippen.)

MP 9: Setzen Sie sich auf einen Sessel und beugen Sie das Knie. Dann tasten Sie an der Innenseite der Kniekehle einen Knochenvorsprung, der der oberen Verbreiterung des Schienbeines angehört. Genau unter diesem Knochenvorsprung liegt der – meist ohnedies deutlich empfindliche – Punkt. Wie schon sein Name »Milz-Pankreas« sagt, wird hier auch die Bauchspeicheldrüse besonders angesprochen. Dieses Organ ist bei der Verdauung sehr wichtig.

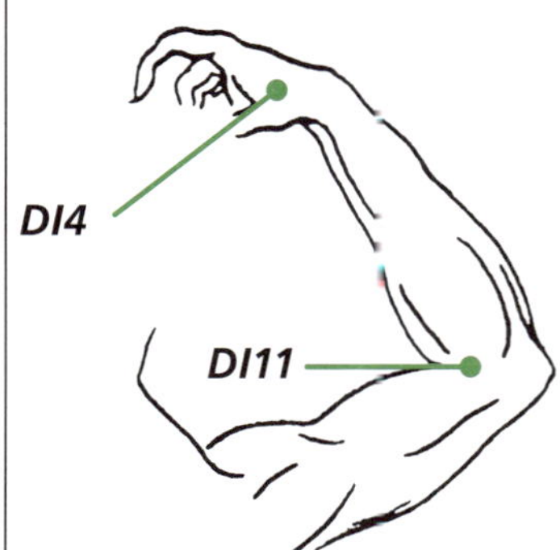

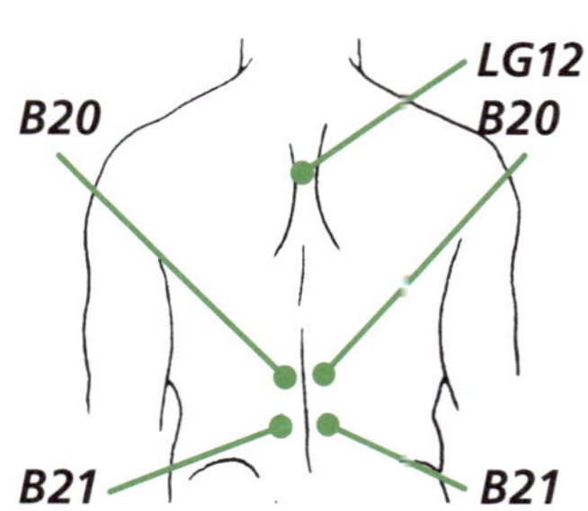

Bei entzündlichen Veränderungen der Magenschleimhaut (Gastritis) muss der Arzt feststellen, ob eine Übersäuerung vorliegt (hyperacide Gastritis), oder ob – vor allem bei älteren Menschen – zu wenig Magensäure produziert wird (atrophische Gastritis). Bei zu viel Magensäure drücken Sie den Punkt G 34 (genau unterhalb des Wadenbeinköpfchens an der Unterschenkelaußenseite. Appetitlosigkeit, Völlegefühl und Blähungen hängen häufig mit einer Störung der Gallenblasenfunktion zusammen – über eine Stimulierung der Punktes G 34, der ja auf dem Gallenmeridian liegt, kann Linderung erreicht werden).

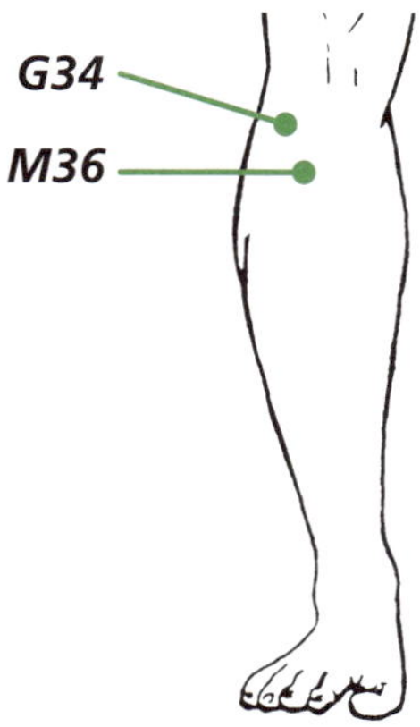

Bei mangelnder Magensäure drücken Sie den Punkt M 36 (eine Handbreit unter der Kniescheibe, einen Querfinger seitlich nach außen).

Setzen Sie als weitere Hilfsmittel bei Magenbeschwerden eine gute Bürste mit Naturborsten ein. Massieren Sie damit den Magen- und den Milz-Pankreas-Meridian (→ Band 4, S. 68) von den Zehen bis zum Knie.

Der Milz-Pankreas-Meridian zieht von der Großzehe in Richtung Innenknöchel und von dort entlang der Schienbeininnenkante weiter nach oben. Der Magenmeridian beginnt bei den Zehen und verläuft über den Vorderfuß an der vorderen Seite des Unterschenkels aufwärts.

Erwärmen Sie dann auch lokal die Punkte M 36, MP 4, MP 6, B 21 und LG 12, indem Sie das glühende Ende einer Zigarette an die Punkte halten, ohne aber die Haut zu verbrennen.

Schmerz ist immer ein Warnsignal! Sind aber starke, krampfartige Magenschmerzen laut ärztlicher Diagnose nicht auf ernste Ursachen, die rasches Handeln erfordern, zurückzuführen, bringt das Drücken folgender Punkte rasche Linderung: Di 4 und KS 6. Um die gewünschte Wirkung zu erzielen, müssen Sie in diesem Fall länger und kräftiger drücken.

Auch der Punkt B 21 ist bei Magenkrämpfen meist empfindlich; dessen Stimulierung trägt zur raschen Krampfbeseitigung bei. KS 6 wirkt zusätzlich gegen Übelkeit und Brechreiz.

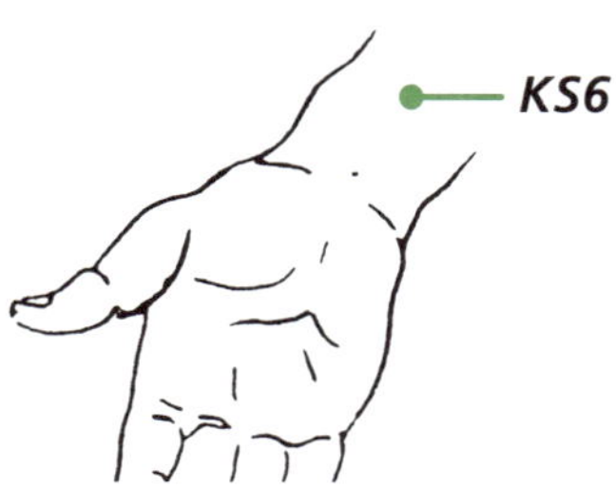

Selbst große Tierfreunde werden einen »Kater« wenig schätzen. So nennt man vorwiegend in Österreich jenen unangenehmen Zustand, der sich nach einer feuchtfröhlichen Nacht am nächsten Morgen einstellt. Der Schädel »brummt«, der Magen »rebelliert« – beides sind Auswirkungen übermäßigen Alkoholgenusses.

Übelkeit und meist damit verbundene Verspannung der Rückenmuskulatur lassen sich durch Massage der Punkte B 20 und B 21 beseitigen. Wie erwähnt, liegen diese Punkte in Höhe des 11. bzw. 12. Brustwirbeldornfortsatzes, zwei Querfinger seitlich davon. Sie beginnen die Behandlung am besten damit, dass Sie den Punkt N 1 auf der Fußsohle mit dem Daumen ziemlich stark 100-mal kreisförmig massieren. Dann drücken Sie mit beiden Daumen die Hinterfläche des Unterschenkels mit jeweiligem kurzem Absetzen von der Achillessehne bis zur Kniekehle. Das hat eine stark beruhigende Wirkung.

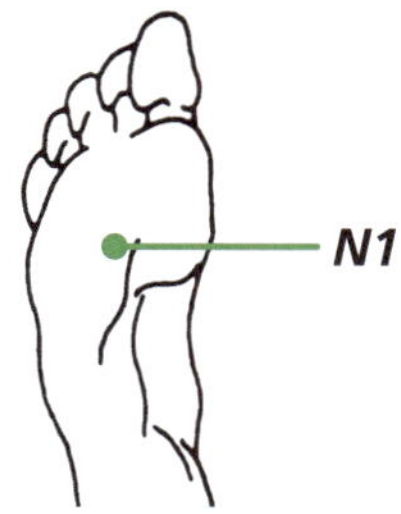

Anschließend drücken Sie M 36 und M 41 bzw. massieren Sie vom Punkt M 36 (eine Handbreit unter der Kniescheibe, einen Querfinger seitlich außen) entlang der Schienbeinvorderkante, bis im Magen ein wohliges Gefühl entsteht. Das kann einige Minuten dauern.

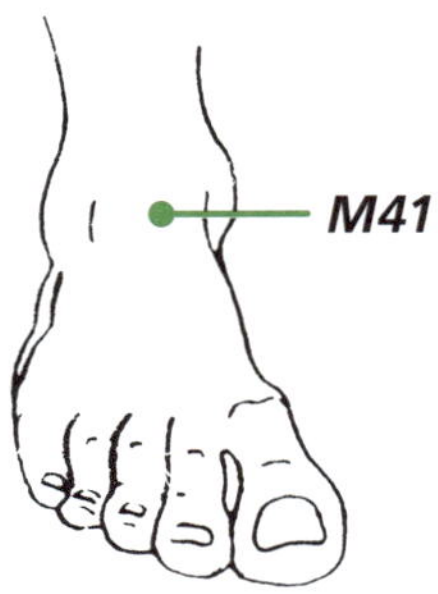

Bitten Sie einen Partner, am Rücken die Zonen B 20 und B 21 mit den Daumen mittelstark vibrierend zu massieren. Die mechanische Reizung dieser Punkte fördert über Nervenreflex die Verdauungsfunktion und wirkt sich auf Muskelverspannungen positiv aus.

Betreiben Sie Akupressur-Gymnastik: Auf einem Sessel sitzend legen Sie beide Mittelfinger übereinander und platzieren diese in der Mitte des Oberbauches (zwischen Brustbein und Nabel). Üben Sie leichten Druck aus. Beim Einatmen neigen Sie sich nach hinten und beim Ausatmen halten Sie sich wieder aufrecht.

Heilpflanzen

- **Melissengeist**
- **Wermut**
- **Verdauungstees**
- **Magentees**
- **Kamille**
- **Käspappel**
- **Pfefferminze**
- **Süßholz**

Bei einfachen Formen der Magenverstimmung, meist durch Überlastung des Verdauungsorgans, genügt es, Melissengeist (eventuell in Kombination mit anderen Pflanzenauszügen) oder Artemisia-absinthum-Tinktur (Wermut) zu nehmen. Einige Tropfen in ein wenig Wasser wirken anregend auf die Magenschleimhäute (nicht anzuwenden bei bekannter Gastritis oder bei Sodbrennen durch überschießende Magensäure).

Bei Magenbeschwerden sind folgende Teemischungen (nicht bei Gastritis oder überschießender Magensäure) empfehlenswert:

Verdauungstee: Papain 3 g – 5 g, Harongarinde oder -blätter, Wermut, Kümmel, Tausendguldenkraut, Kamille je 20 g. 1 Esslöffel Drogenmischung mit einer Tasse heißem Wasser übergießen, 15 Minuten ziehen lassen, abseihen und dreimal täglich zu oder knapp nach den Mahlzeiten trinken.

Magentee: Kamille, Pfefferminze, Wermut, Tausendguldenkraut, Johanniskraut, Engelwurz, Kalmuswurz, Enzianwurz zu gleichen Teilen. 1 bis 2 gehäufte Kaffeelöffel mit 1/4 l kaltem Wasser zustellen, aufkochen, 10 Minuten zugedeckt ziehen lassen, abseihen und vor jeder Hauptmahlzeit 1 Tasse Tee ohne Zucker trinken.

Bei Abneigung gegen warme Getränke den Tee auskühlen lassen.

Die geeigneten Heilpflanzen bei Magengeschwür oder Gastritis sind: Kamille, Käspappel, Pfefferminze, Süßholz. Nach diagnostischer Klärung bei den leichteren Formen eine sehr zweckmäßige Therapie.

Homöopathie

→ **Gastritis**

Kneipp

- **warmer Guss (Solarplexus)**
- **Heublumenauflagen**
- **Leberwickel**
- **Lebensordnung**

Bei Magenbeschwerden oder Übelkeit und Erbrechen hilft auch, den Solarplexus (in der Mitte des Oberbauches) im Uhrzeigersinn mit warmem Wasser zu begießen. Das entspannt, beruhigt und lindert Krämpfe.

Warme Heublumenauflagen sind ein bewährtes Mittel zur Linderung von Magenkrämpfen. Entweder man tränkt das Wickeltuch in warmem Heublumenabsud und legt dann einen Wickel an, oder besser und nachhaltiger wirksam, man verwendet einen Heusack, den man mit Wasser besprengt und im Backrohr erhitzt. Das feuchte Wärmedepot wird auf den Magen gelegt und mit einem Wickel fixiert.

Ein warmer Leberwickel einmal in der Woche sorgt für eine bessere Durchblutung dieses wichtigen Organs – die Wärmezufuhr im Oberbauch hat auf den gesamten Verdauungsapparat Auswirkungen.

Dem Abbau der höchst maßgeblichen psychischen Faktoren bei den Erkrankungen des Magens kann die Kneippsche Lebensordnung mit Stressabbau, regelmäßigem Schlaf und ausreichend Erholungsphasen dienlich sein. Vielfach lassen sich allein damit die Magenprobleme in den Frühphasen weitgehend bessern. Ein regelmäßiges Kneipp-Programm, über einige Wochen durchgeführt, trägt zur folgenfreien Stressbewältigung nicht unwesentlich bei.

Bewegung

Anregungsgymnastik aus dem Liegen heraus. Nachmittags Sport in verschiedenen Arten (wandern, Rad fahren, Wiederaufnahme des früher betriebenen Tennis). Abendspaziergang. Zum Wochenende Segelturn.

Ernährung

Vollwerternährung mit regelmäßigen Mahlzeiten mit gepflegter Esskultur.

Ordnungstherapie

Auseinandersetzung mit der Problematik. Autogenes Training. Neuformung der Beziehungen zu den Arbeitskollegen. Rückhalt in der Familie.

Hausmittel

- **Heilerde**
- **Kohletabletten**
- **Kartoffelsaft**

Heilerde: Vor allem die grüne Heilerde, Terra verde, ist als Adsorbens (Bindemittel) be-

Therapieplan

	früh	vormittags	nachmittags	abends
Mo	Oberkörper-waschung		Knieguss	Wassertreten
Di	Oberkörper-waschung		Vollbad mit Melisse	Wassertreten
Mi	Oberkörper-waschung		Schenkelguss	Wassertreten
Do	Oberkörper waschung		Vollbad mit Melisse	Wassertreten
Fr	Oberkörper-waschung		Schenkelguss	Wassertreten
Sa	Oberkörper waschung		Vollbad mit Fichte	Wassertreten
So		warmer Leberwickel		

währt. Es bindet etwaige Giftstoffe, führt diese zur Ausscheidung. Einen Löffel Heilerde in ein Glas Wasser geben, etwa eine halbe Stunde (oder länger) ziehen lassen, schluckweise trinken; davor immer wieder aufrühren. Besonders geeignet bei überschießender Magensäure und Gastritis.

Carbo vegetabilis: Kohletabletten; ähnliche Wirkung wie die Heilerde; bindet Gifte. Anwendung: Je nach Schwere zwei bis vier Tabletten zerdrücken, in ein wenig Wasser oder Tee auflösen und schlucken.

Prof. Bankhofers Hausmitteltipp: Der vor vielen Jahren verstorbene Schweizer Heilpflanzenforscher und Apotheker Walther Schoenenberger hat ein spezielles Rezept erprobt, das sich seither vielfach bewährt hat: Besorgen Sie sich bei Magenbeschwerden aus dem Reformladen eine Flasche Kartoffelsaft und trinken Sie einige Zeit 2-mal täglich vor den Mahlzeiten 1/8 Liter in kleinen, langsamen Schlucken. Der Kartoffelsaft bindet überschüssige Magensäure und bringt schnell Erleichterung.

Magnetfeldtherapie

Für die Magnetfeldtherapie wurden verschiedene Technologien entwickelt, um die Magnetfeldwirkung zu verstärken. Die heilende Wirkung von Magnetfeldern beschrieb bereits Hippokrates. Allerdings verwendete er lediglich statischen Magnetismus. Heute wird vornehmlich Wechselfeldmagnetismus in verschiedenen technischen Varianten angewandt. In den letzten Jahren wurden in zahllosen Instituten für physikalische Therapie Untersuchungen zur Verifizierung der Wirksamkeit und zur Erarbeitung von gesicherten Indikationen angestellt. Es liegen auch schon aussagekräftige Teilberichte vor: Gesicherte Ergebnisse für die Wirksamkeit der Magnetfeldbehandlung gibt es bei verzögerter Knochenbildung nach Knochenbrüchen, außerdem zeichnen sich gute Ergebnisse bei verschiedenen Formen des Weichteilrheumatismus, allerdings mit ganz bestimmten Formen der Applikation ab. In den nächsten Jahren sind weitere Indikationsbereiche und seriöse Richtlinien zu erwarten.

Leider ist bei der Magnetfeldtherapie sehr viel unseriöse Geschäftemacherei im Spiel, und eine Fülle von teuren Produkten werden mit überzogenen Heilversprechen an schmerzleidende Menschen verkauft. Das betrifft sowohl die Magnetmatratzen wie auch selbstklebende Folien, Halsketten u.v.m. Wenn Sie sich mit Magnetfeldtherapie befassen wollen, werden Sie sich an die Arbeitsgemeinschaft für Physioenergetik in Wien oder an einen Facharzt für physikalische Medizin.

Arbeitsgemeinschaft für Physioenergetik

Frimbergergasse 6
A-1130 Wien
+43 (1) 8 79 38 26-10
+43 (1) 8 79 38 26-19
office@physioenergetik.at

Schwangere, Menschen mit Herzschrittmachern oder Krebserkrankungen sollen keine Magnetfeldtherapie durchführen.

Makrobiotik

Die Makrobiotik ist eine Weltanschauung. Die Grundidee stammt aus dem Zen-Buddhismus und wurde vom Japaner George Oshawa (1893 – 1966) weiterentwickelt. Oshawa teilte die Lebensmittel nach ihrem Yin- und Yang-Gehalt ein. Jede Speise soll so zusammengesetzt sein, dass Yin und Yang in ausgeglichenem Verhältnis von 5 : 1 sind. Vollgetreide soll genau von dieser Beschaffenheit sein und gilt daher in der Makrobiotik als das idealste Nahrungsmittel. Oshawa teilte die Ernährung weiters in 10 Stufen ein. Wer die oberste Stufe erklimmen will, soll sich nur von Getreide ernähren. Auch Flüssigkeit soll dann nur mehr beschränkt zugeführt werden.

Ferner lehnte Oshawa jede Nahrung ab, die von weit herkommt, weiters künstlich gedüngtes Obst und Gemüse, Eier, Zucker, Süßigkeiten, gesüßte Getränke, Kaffee und Tee. Für gewisse Krankheiten empfahl er bestimmte Stufen seines Ernährungskonzepts, um diese zu heilen. Dass seine Vorstellungen unrealistisch und unhaltbar, ja zum Teil gefährlich sind, versteht sich von selbst. Für Säuglinge und Kleinkinder kann eine makrobiotische Ernährung lebensgefährlich sein und auch für Erwachsene ist die Makrobiotik ungeeignet, da sie Mangelerscheinungen nach sich zieht und in keiner Weise den modernen Ernährungsempfehlungen entspricht.

Malaria

Die Erreger der Malaria sind Einzeller (Plasmodien), die beim Stich durch befallene Anophelesmücken übertragen werden. Die Krankheit kommt daher in jenen Regionen vor, in denen diese Stechmücke ein für sie als Lebensraum geeignetes, feuchtwarmes Milieu findet und es Erreger gibt.

Früher war dies auch in den Mittelmeerländern, in moorig-sumpfigen Gebieten, der Fall, doch dort gelang die Ausrottung. In feuchtwarmen, tropischen Ländern mit niedrigem Sozial- und Hygienestandard, gedeihen nach wie vor die Anophelesmücken und mit ihnen die keineswegs ausgerotteten Malaria-Plasmodien.

Sie stellen bei Reisen in diese Länder eine große Gefahr dar, vor der man sich durch vorbeugende Einnahme von plasmodientötenden Medikamenten schützen muss.

Das ist gar nicht mehr so einfach, da es zwar einige sehr wirksame Medikamente gibt, aber zunehmend resistente Stämme auftreten, die für bestimmte Regionen unterschiedliche Medikamente notwendig machen. In manchen Ländern sind auch zweifach Vorbeugungen notwendig. Vor Reisen in Länder mit Malaria sollte man sich in Fachzentren genau informieren: ***www.tropenmedizin.de; www.tropenmedizin.at.***

Die Malaria, vor allem ihre schwerste Form, die Malaria tropica ist trotz aller Möglichkeiten eine höchst gefährliche Infektionskrankheit. Die Erreger werden beim Stich der weiblichen Anophelesmücke übertragen und befallen die roten Blutkörperchen, in denen sie sich vermehren. Schließlich platzen die roten Blutkörperchen und es kommt zu einem Fieberschub, begleitet von Kopfschmerzen, Übelkeit, Durchfall und Erbrechen. Die Frequenz und die Intensität der Attacken variieren je nach Form. Die Inkubationszeit zwischen Infektion und Ausbruch beträgt etwa 1 – 4 Wochen, kann aber auch bis zu einem Jahr dauern. Dann liegt es mitunter fern, bei einem Fieberschub an die Malaria zu denken. Die Infektionsgefahr ist naturgemäß in der Regenzeit und danach am höchsten.

Weltweit sterben jährlich etwa 2,7 Millionen Menschen an Malaria und etwa 12.000 Touristen erkranken jährlich bei ihren Besuchen in den verseuchten Ländern und Regionen.

Die Gesellschaft für Tropenmedizin empfiehlt zusätzlich zu einer Expositionsprophylaxe (langärmelige Kleidung, mückenabwehrende Repellents) auch die Einnahme von für die Region kompetenten Chemotherapeutika, wenn im Reisezielland tagtäglich Infektionen vorkommen.

Malaria ist nicht von Mensch zu Mensch übertragbar und sie ist heilbar, wenn sie rechtzeitig erkannt wird. Keineswegs ist sie aber ein Indikationsbereich für Naturheilmedizin.

Mandelentzündung

→ Angina

Masern

→ Homöopathie

Masern ist eine durch Viren bedingte Infektionskrankheit, die durch Tröpfcheninfektion übertragen wird und nach der Erkrankung eine lebenslange Immunität hinterlässt. Sie wird zu den Kinderkrankheiten gezählt. Die Inkubationszeit beträgt etwa 10 bis 14 Tage. Die Kinder sind bereits 5 Tage vor Ausbruch des Ausschlags Überträger und bleiben es, bis der Ausschlag abgeklungen ist. Beginn mit grippalen Symptomen: Schnupfen, Husten, Bindehautentzündung, manchmal Durchfall und immer hohes Fieber. Nach dem ersten Schub kurzfristige Besserung, dann erneuter Fieberanstieg. Der typische, meist juckende Hautausschlag beginnt häufig mit Flecken (samtartig verdickt, gerötet, manchmal weiß wie Kalkspritzer) der Mund- und Wangenschleimhaut. Hinter den Ohren oder am Hals sieht man rote Flecken, dann breitet sich der Ausschlag auf Kopf und Gesicht sowie auf den Körper hin aus. Es sind kleine Flecken mit Knötchen, die zusammenlaufen; anfangs ist der Ausschlag hellrot, bekommt dann einen Stich ins Bläuliche. Typisch ist die starke Bindehautentzündung.

Die Kinder machen nicht selten einen schwer kranken Eindruck.

Schon bei Verdacht auf Masern sollte man einen Arzt beiziehen, der das Kind regelmäßig besucht, um mögliche Komplikationen rechtzeitig zu erkennen. Bei komplikationslosem Verlauf werden nur die Symptome behandelt (→ Fieber, → Halsschmerzen, → Husten, → Bindehautentzündung), bei bakterieller Superinfektion werden Antibiotika vom Arzt verordnet. Sofort den Arzt holen, wenn es dem Kind wieder schlechter geht, nachdem der Ausschlag ausgebrochen ist, oder wenn Krämpfe, Benommenheit und/oder ein steifes Genick auftreten. Die Masern-Gehirnentzündung als schlimme Komplikation äußert sich durch diese Symptome und trifft etwa eines von 5.000 Masernkindern. Leider bleiben meist mehr oder weniger ausgeprägte Störungen zurück.

Die wichtigste Vorbeugung besteht in der gut verträglichen Impfung, die sicheren Schutz bringt!

Homöopathie

- **Pulsatilla**
- **Aconit**
- **Belladonna**
- **Apis**
- **Antimon tartaricum**
- **Chamomilla**
- **Euphrasia**
- **Morbillinum**
- **Masern-Nosode**
- **Sulfur**
- **Tuberculinum**

Prophylaxe, wenn im Kindergarten oder in der Nachbarschaft Masern »umgehen« und das Kind nicht geimpft ist: Meist Pulsatilla, evtl. Aconit oder Belladonna, hängt von den Symptomen ab. Obwohl: Die Erkrankung ist dann meist nicht zu vermeiden!

Wenn die Masern ausgebrochen sind, soll die homöopathische Behandlung vom erfahrenen Arzt durchgeführt werden, um auch bei homöopathischer Behandlung mögliche Komplikationen rechtzeitig zu erkennen und sofort fachgerecht zu behandeln.

Pulsatilla: Gelbliche, milde Absonderungen aus Augen und Nase; kein oder wenig Durst; schlimmer nachts. Besserung an der frischen Luft.

Apis: Ödematöse Haut, Ausschlag sieht geschwollen aus, ebenso die Unterlider und das Zäpfchen im Hals; trockene Haut, kein Durst, hohes Fieber. Kind deckt sich ab.

Antimon tartaricum: Daran denken wir bei begleitenden Symptomen der Lunge, rasselnden Atemgeräuschen; Schwäche; weiße Zunge.

Chamomilla: Brennen im Gesicht, eine Wange rot, die andere weiß; Schwitzen an der Kopfhaut. Exaltierter Gemütszustand; dem Kind kann nichts recht gemacht werden, sehr schmerz- und geräuschempfindlich. Die psychischen Symptome sind ausschlaggebend für die Wahl von Chamomilla.

Euphrasia: Masern mit heftiger Augenbeteiligung. Bindehäute entzündet; wunde, rote, geschwollene Lidränder. Bei entsprechender Symptomatik kann das Mittel einen heftigen Masernanfall in einen einfachen verwandeln; es verschafft Wohlgefühl, beseitigt den Ausschlag, reguliert das Fieber, erleichtert Husten, Schnupfen und andere katarrhalische Symptome (Kent, Repertorium).

Morbillinum, die **Masern-Nosode**, **Sulfur** oder **Tuberculinum** – eines dieser Mittel kann angezeigt sein, wenn der Ausschlag nicht richtig herauskommt, bei langsamer Erholung oder falls Schwäche und Krankheitsanfälligkeit (Schnupfen, Husten) bestehen bleiben.

Mayr-Kur

60 bis 80 % der Immunabwehr befinden sich in unserem Verdauungssystem. Der österreichische Arzt Franz Xaver Mayr folgerte seinerzeit mit dem damaligen Wissensstand, dass Krankheiten, die auf einer mangelhaften Funktion des Magen-Darm-Trakts beruhen, universelle Auswirkungen auf den gesamten Organismus haben müssen. Durch Behebung dieser Störungen lassen sich nach den erarbeiteten Erfahrungen tatsächlich verschiedene Krankheiten positiv beeinflussen.

Dazu zählen Erkrankungen, die mit dem Immunsystem in Zusammenhang stehen und die auf einer Fehlfunktion der Nahrungsaufnahme beruhen, wie mangelhafte Leistungsbereitschaft, Hautunreinheiten usw. Die Mayr-Kur, die von über 700 Ärzten in Deutschland und Österreich gepflogen wird, ist keine einfache »Milch-Semmel-Kur«, sondern eine Heilmethode, die individuell angepasst wird. Selbstverständlich bringt ein Kuraufenthalt in einer Mayr-Klinik darüber hinaus die Vorteile eines stressfreien Kurortmilieus, in dem man schneller gesundet. Jedoch kann man die Mayr-Kur mit entsprechender Konsequenz auch ambulant durchführen – das ist für viele Betroffene oft beruflich oder familiär der einzig mögliche Weg.

Die Mayr-Kur beginnt mit dem Teefasten, verbunden mit Einläufen, warmen Bädern und Massagen mit speziellen Griffen und Strichführungen im Bauchraum, um den Darm zu entlasten. Das Teefasten geht nach einer vom Arzt festgelegten Dauer in die Milch-Semmel-Kur über. Bei Menschen mit Eiweißallergien wird abgewandelt, das Prinzip bleibt aber gleich. Die Erziehung zum langsamen Kauen ist wichtig. Altbackene Semmeln werden in fingerdicke Scheiben geschnitten und so lange in kleinen Bissen gekaut, bis ein süßlicher Geschmack entsteht. Die Milch wird leicht erwärmt, darf aber nicht getrunken, sondern muss »gegessen« werden. Dazu werden tagsüber Kräutertees getrunken, jedes Hungergefühl wird sofort durch Teetrinken bekämpft, bei starkem Hunger kann auch zwischendurch eine Semmel gegessen werden.

Während der gesamten Kur wird immer wieder Glaubersalz zur vollständigen Darmentleerung genommen. Im Rahmen der Mayr-Kur wird von geschulten Ärzten oder Masseuren regelmäßig eine manuelle Bauchbehandlung (Darmmassage) durchgeführt. Sie soll

Informationen

Mayr-Österreich:

Internationale Gesellschaft der F.X.-Mayr-Ärzte
Iglerstraße 51-53
6080 Igls
www.fxmayr.com

Mayr-Deutschland:

Deutsche Gesellschaft für ganzheitliche F.X.Mayr-Medizin e. V.
Ziegelberger Straße 3
87730 Bad Grönenbach
www.mayr-gesellschaft.com

den Lymphfluss verbessern und eine Regelung der Darmtätigkeit bewirken. Dauer und Verlauf der Kur hängen vom Zustand des Patienten ab. Nach der Kur geht man auf eine milde Ableitungsdiät über. Alle faser- und fettreichen Lebensmittel werden gemieden. Magerkäse, Topfen, weiche Eier, gekochtes und gedünstetes mageres Fleisch, Fisch, Kartoffeln, altbackenes Gebäck, Haferflocken und Nudeln sind erlaubt.

Diese Ableitungsdiät sollte einige Wochen beibehalten werden. Danach geht man zu einer gesunden Normalkost mit reichlich frischem Obst und Gemüse über.

Menière'sche Erkrankung

→ **Lebensstil**

Die Menière'sche Erkrankung (Morbus Menière) geht vom Innenohr aus. Ausgelöst wird sie durch eine Flüssigkeitsansammlung (Ödembildung) im Labyrinth, die einen plötzlichen Überdruck erzeugt, und die mitunter sehr dramatischen Symptome auslöst. Vorweggenommen sei, dass der Mechanismus der Erkrankung mit den anfallsartigen, meist einseitigen Attacken noch keineswegs voll geklärt ist.

Anfallsartig entstehen ein Drehschwindel mit Übelkeit und Erbrechen, einseitige Ohrgeräusche, ein Druckgefühl im Ohr mit Hörstörungen und Allgemeinsymptome wie Herzklopfen mit Schweißausbrüchen. Im kranken Ohr werden Töne höher empfunden. Der Schwindelanfall ist so stark, dass die Patienten nicht mehr aufrecht stehen können und sich hinlegen müssen. Nach einigen Stunden gehen die Beschwerden allmählich zurück und können sich nach einigen Tagen oder Wochen wiederholen.

Die Krankheit kann sich über Jahre erstrecken, auch beide Ohren befallen und bei wiederholten Anfällen bleibt eine gewisse Schwerhörigkeit bestehen.

Ein höheres Risiko für Menière haben psychisch labile Menschen. Stress und Wetterfühligkeit (Föhn), seelische Belastungen, Alkohol- und Nikotinmissbrauch können Auslöser sein.

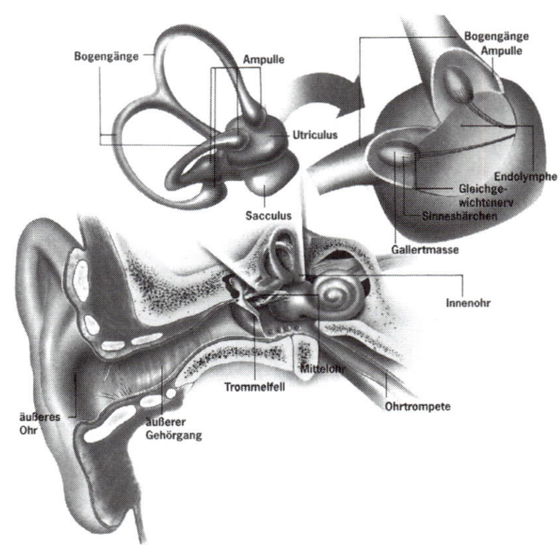

Eine genaue ärztliche (auch HNO-Arzt beiziehen) Diagnostik muss andere Ursachen des → Schwindels, z. B. einen Tumor oder sonstige Innenohrstörungen, ausschließen. Die Behandlung des Morbus Menière erfolgt symptombezogen durch Bettruhe während des Anfalls sowie durch ärztlich verordnete Mittel gegen den Schwindel und die Übelkeit, durchblutungsfördernde und wassertreibende Mittel. Nach dem Anfall müssen sie wieder abgesetzt werden, die Mittel werden nur verabreicht, um den Leidensdruck zu mindern. Eine Blutdruckeinstellung, wenn der Blutdruck erhöht ist, ist in jedem Fall angezeigt. Auch Langzeitmedikamente werden mit wechselndem Effekt gegeben. Bisherige Operationsversuche haben wenig Erfolg gezeitigt.

Achtung: ein Schleudertrauma der Halswirbelsäule durch einen Unfall kann ganz ähnliche Attacken auslösen!

Lebensstil

- **Kneipp-Programm**
- **salzarme Kost**
- **Entspannung**
- **Bewegung**

Ein gesunder Lebensstil mit den 5 Komponenten des Kneipp-Programms hilft, einer Menière'schen Erkrankung vorzubeugen. Eher salzarme Kost, Meiden von Nikotin und übermäßigem Alkoholgenuss, regelmäßige Entspannungsübungen bei Stressbelastung, ein den biologischen Rhythmen angepasster Lebensstil und ausreichend Bewegung, vor allem in Form von Gymnastik zum Schutz der Wirbelsäule, sind die beste Vorbeugung. Selbstverständlich auch Gefäßtraining durch regelmäßige Wasseranwendungen mit kalten Kniegüssen oder Wassertreten, und unmittelbar nach Attacken ansteigende Armbäder.

Meningitis

Darunter versteht man eine Entzündung der Hirn- und/oder Rückenmarkshäute, die allseits das zentrale Nervensystem umgeben. Die Erkrankung kann eigenständig durch Bakterien, Viren, Toxine oder Strahlenbelastung entstehen oder im Rahmen anderer Allgemeinerkrankungen als bedrohliche Komplikation hinzukommen. Häufig greift die Erkrankung auch auf das Gehirn über. Wichtigste Symptome, die als Alarmzeichen gewertet werden müssen, sind Nackensteifigkeit, Benommenheit, Kopfschmerzen, mehr oder weniger stark reduzierter Allgemeinzustand und Fieber.

Die Diagnose erfolgt durch Punktion (Kreuzstich) des Rückenmarkskanals und Untersuchung des austretenden Liquors. Aus der Anzahl der weißen Blutkörperchen kann die Schwere der Entzündung abgeleitet werden und eventuelle Erreger oder Toxine lassen sich nachweisen. Bei einer bakteriellen Infektion erreichen die Bakterien das Gehirn über das Blut, indem sie die natürliche Barriere, die so genannte Blut-Liquorschranke überspringen – Kinder sind häufiger betroffen. Die Erkrankung beginnt mit Abgeschlagenheit und leichtem Fieber, nach einigen Tagen setzen starke Kopfschmerzen und die Nackensteifigkeit ein, das Fieber steigt meist sehr hoch an. Die Virusmeningitis verläuft mit ähnlichen Symptomen, der Fieberanstieg ist etwas geringer ausgeprägt. Bei bakterieller Meningitis werden hoch dosiert Antibiotika gegeben. Bei Verdacht auf Meningitis ist sofortige Spitalsaufnahme erforderlich. Die einzig mögliche Vorbeugung besteht darin, dass man für Kinder alle Möglichkeiten des Impfschutzes gegen so genannte Kinderkrankheiten ausschöpft, die als Komplikation eine Gehirnhautentzündung nach sich ziehen können.

Entsprechend der vielfältigen Ursachen sind auch die Krankheitsverläufe, selbst bei ein und demselben Erreger, individuell sehr unterschiedlich. Die Erkrankung kann nach relativ kurzer Zeit wieder ohne Folgen abklingen, kann aber auch schwere Folgen nach sich ziehen. Bei Kindern sind die Restitutionsressourcen sehr groß.

Metabolisches Syndrom

→ Kneipp

Das metabolische Syndrom ist ein relativ junger Begriff, der sich in medizinischen Lexika, die kaum zehn Jahre alt sind, noch nicht findet. Er ergab sich aus den metabolischen (=stoffwechselmäßigen) Zusammenhängen des Zucker- und Fettstoffwechsels. Während früher die Einstellung (Kompensation) der Zuckerkrankheit völlig auf den Blutzucker und die Zuckerausscheidung ausgerichtet war, ergab die jüngere Grundlagenforschung die engen Verflechtungen mit dem Fettstoffwechsel. Heute ist man in der Diabetologie wohl um die möglichst konsequente Normalisierung des Blutzuckers im Tageslauf bemüht, weiß aber, dass dies nur mit gleichzeitiger konsequenter Beherrschung des Fettstoffwechsels möglich ist. Man hat auch erkannt, dass durch Übergewicht – vor allem der Stamm-betonten Fettsucht um den Bauch, mit einem Body-Maß-Index über 30 – und erhöhten Fettwerten, eine latente Zuckerkrankheit manifest werden kann. Männer und Frauen nach den Wechseljahren sind von dieser Form des Übergewichts besonders betroffen, da sie meist um den Bauch herum das überschüssige Fett ablagern. Den dort ansässigen Fettzellen wird eine besondere Aktivität hinsichtlich der freien Fettsäuren im Stoffwechselgeschehen zugeschrieben. So zählen die erhöhten Neutralfette, aber auch das erhöhte, die Arteriosklerose fördernde LDL-Cholesterin, bei gleichzeitigem Absinken des die Gefäße schonenden HDL-Cholesterins, die Erhöhung des Blutdrucks und die Neigung zur Erhöhung der Harnsäure im Blut (»Gicht«), zum metabolischen Syndrom. Diese Veränderungen bedingen bei entsprechender Veranlagung eine Abnahme der sonst genau nach Bedarf abgestimmten Produktion von Insulin in den Beta-Zellen in der Bauchspeicheldrüse. Wenn man mit Glukose belastet, ist die Insulinausschüttung reduziert und außerdem wirkt das in der Blutbahn befindliche Insulin schlechter bei der Einschleusung in die Zelle. Das wird als Insulinresistenz bezeichnet und kann auch als Vorstufe zum manifesten Diabetes auftreten.

Dazu kann noch ein Anstieg von Fibrinogen, einem Faktor in der Blutgerinnung, kommen. Alle diese Veränderungen nehmen mit der Entstehung des bauchbetonten Übergewichts ihren Anfang!

Die beste Vorbeugung ist neben einer kalorienmäßig genau bilanzierten und fettmodifizierten Ernährung regelmäßige Bewegung – täglich mindestens eine halbe Stunde – und Beobachtung des Bauchumfangs (bei Männern kleiner als 102 cm) und bei Frauen kleiner als 88 cm.

Ein metabolisches Syndrom besteht, wenn 3 dieser Faktoren zutreffen:

- *Triglyzeride über 150 mg/dl*
- *Bauchumfang über 102 cm (Männer), 88 cm (Frauen)*
- *Nüchternblutzucker über 110 mg/dl*
- *Blutdruck über 130/85*
- *HDL-Cholesterin unter 40 mg/dl*

Kneipp

- **Kneipp-Programm**
- **Bewegung**

Eine gesunde Lebensführung nach dem Kneipp-Gesundheitsprogramm hilft wirksam, der Entstehung des metabolischen Syndroms entgegenzuwirken. Regelmäßige Gymnastik in den Gruppen der Aktiv-Clubs, gemeinsame Wanderungen, Radfahrten und vieles mehr beugen vor allem dem Bewegungsmangel als Hauptrisikofaktor für das metabolische Syndrom vor – in der Gruppe geht vieles leichter!

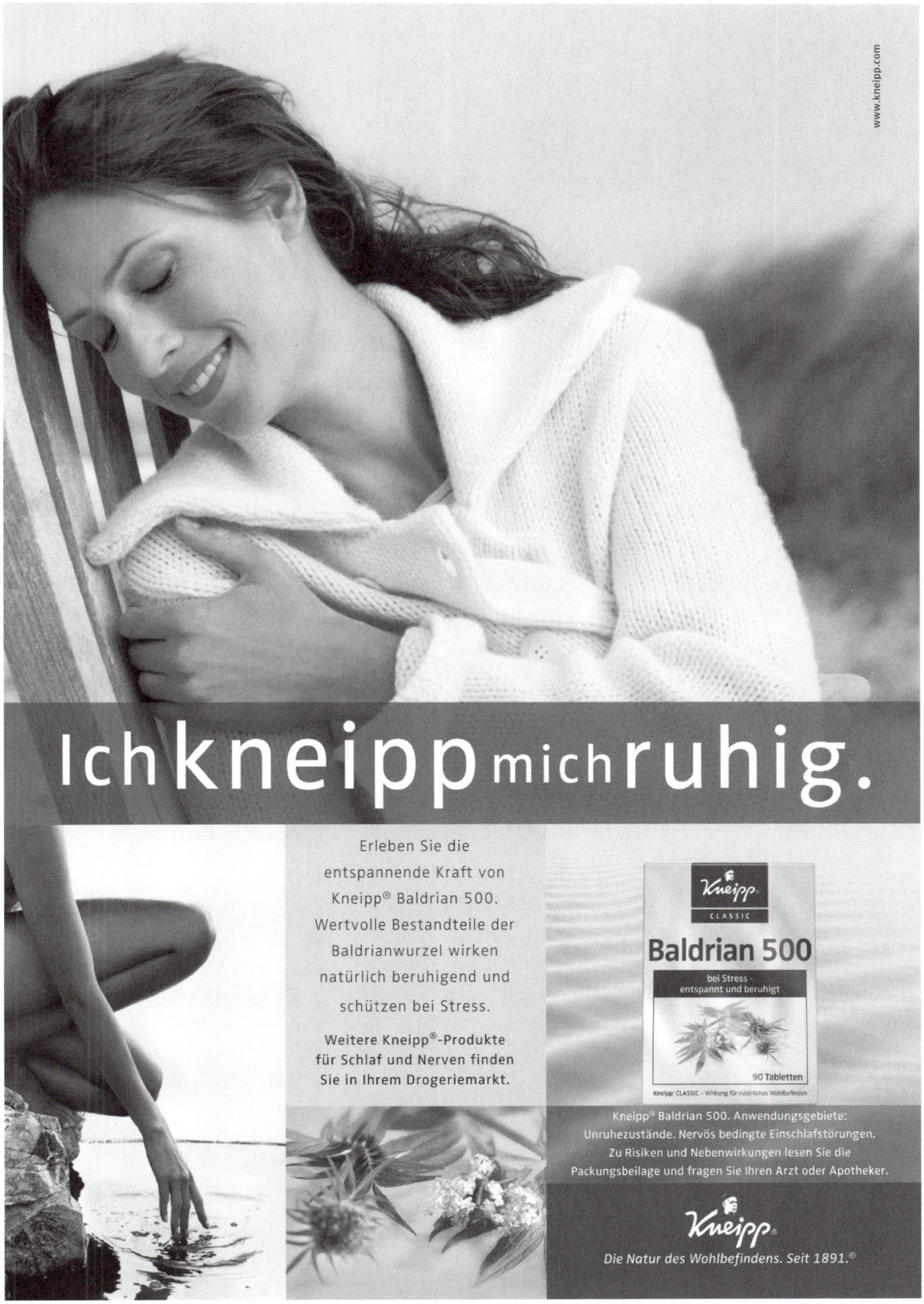
www.kneipp.com
Ich kneipp mich ruhig.
Erleben Sie die entspannende Kraft von Kneipp® Baldrian 500. Wertvolle Bestandteile der Baldrianwurzel wirken natürlich beruhigend und schützen bei Stress.
Weitere Kneipp®-Produkte für Schlaf und Nerven finden Sie in Ihrem Drogeriemarkt.
Kneipp
CLASSIC
Baldrian 500
bei Stress - entspannt und beruhigt
90 Tabletten
Kneipp® Baldrian 500. Anwendungsgebiete: Unruhezustände. Nervös bedingte Einschlafstörungen. Zu Risiken und Nebenwirkungen lesen Sie die Packungsbeilage und fragen Sie Ihren Arzt oder Apotheker.
Kneipp
Die Natur des Wohlbefindens. Seit 1891.®

Literaturhinweise zum Thema Anti-Aging

Bortz Walter M.
Wir alle können länger leben.
Hoffmann und Campe Verlag, 1993.

Eisen Roger.
Dr. Eisen Anti-Aging.
WESSP Verlag ,2001.

Prinzinger Roland.
Das Geheimnis des Alterns.
Campus Verlag, 1996.

Burgerstein Lothar.
Handbuch Nährstoffe.
Haug Verlag, 1997.

Biesalski Konrad.
Vitamine, Spurenelemente und Mineralstoffe.
Thieme Verlag, 2002.

Steffen, Carl et al:
Enzym-Therapie – eine Bestandsaufnahme.
Natur- und Ganzheitsmedizin, 3/88.

Wolf Max, Ransberger Karl.
Enzym-Therapie.
Wilhelm Maudrich Verlag, 1970.

Wrba Heinrich et al.
Systematische Enzym-Therapie – aktueller Stand und Fortschritte.
Kongressbericht Infomed (Medizin Aktuell), 1987.

Burgerstein Lothar.
Heilwirkung von Nährstoffen, Orthomolekulare Medizin.
Karl F. Haug Verlag, 1985.

Immun Training – So stärken Sie Ihre körpereigenen Abwehrkräfte
völlig neu gefasste und aktualisierte Auflage, Herbig Verlag, 2002.

Steffen C, Menzel J.
Enzymabbau von Immunkomplexen.
Zeitschrift für Rheumatologie (42), 1983.

Glenk W, Neu S.
»Enzyme – Bausteine des Lebens«
Heyne Verlag, 1992.

Klein G, Schwann H, Kullich W.
Enzymtherapie bei chronischen Polyarthritis.
Natur- und Ganzheits-Medizin, 1983.

Wrba H.
Krebstherapie mit proteolytischen Enzymen.
Hippokrates Verlag, 1990.

Empfehlenswerte Bücher aus dem Kneipp-Verlag

Prof. Mag. Pharm. Otto Maertens
Die Heilkräuter nach Sebastian Kneipp

Hans Scherz
Natürlich gesund durch Fasten

Michael Weger
Gefühle heilen

OMR Dr. Hans Krammer
Mit Kneipp vorbeugen, lindern, heilen

Dr. med. Klaus Bielau
Homöopathie – verstehen und anwenden

Milenkovics/Kunze/Kiefer/
Pilss-Samek/Krammer
Das Kneipp-Wohlfühlbuch

Prof. Dr. A. Meng / Prof. Dr. W. Exel
Chinesisch heilen

Schoberberger/Kiefer/Kunze
Schlank ohne Diät

Kiefer/Charwat/Kunze
77 einfache Fett-weg-Tipps

Univ.-Doz. Mag. Dr. Ingrid Kiefer
Die Kalorien-Fibel 1

Univ.-Doz. Mag. Dr. Ingrid Kiefer
Die Kalorien-Fibel 2

Prof. Hademar Bankhofer
Sanfte Medizin

Prof. Dr. Wolfgang Exel
So besiegen Sie die Allergie

Prof. Hademar Bankhofer
Das große Buch vom gesunden Leben

Siegfried E. Kasper/Norman F. Rosenthal
Licht-Therapie

Elisabeth Fischer/Dr. Irene Kührer
Ernährung bei Krebs

Prim. Dr. Michael Vitek
Wenn die Bandscheiben Probleme machen

Prim. Dr. Michael Vitek
Hilfe für das Kniegelenk

Univ.-Doz. Mag. Dr. Ingrid Kiefer/
Univ.-Prof. Dr. Michael Kunze
Cholesterin

Univ.-Prof. Dr. Harald Dobnig
Osteoporose

MR Dr. Karl F. Maier
Besser schlafen – nicht schnarchen
Niedriger Blutdruck

Dr. Norbert Adelwöhrer
Klimakterium als Chance

Dr. Heimo Vedernjak/Susa Juhasz
Mut zur Operation

Dr. Wolfgang Sattler
Wege aus der Schmerzkrankheit

MR Dr. Karl F. Maier
Thrombosen

MR Dr. Karl F. Maier
Sodbrennen und Gastritis

Prim. Univ.-Doz. Dr. Udo Zifko /
Univ.-Prof. DDr. H.c. Gerhard Barolin
Der Schlaganfall und das Leben danach

MR Dr. Karl F. Maier
Alzheimer

MR Dr. Karl F. Maier
Fieberhafte Erkrankungen

Univ.-Prof. Dr. Karl Pummer
Alles über die Prostata

Fialka/Worseg/Zifko
Karpaltunnelsyndrom

Dr. Reinhild Maier
Gesunde Zähne ein Leben lang

MR Dr. Karl F. Maier
Verstopfung

Univ.-Doz. Dr. Udo Zifko/Dr. Irene Zifko
Migräne

OMR Dr. Hans Krammer
Lebenswert leben mit Rheuma

MR Dr. Karl F. Maier
Balance für die Seele

MR Dr. Karl F. Maier
Probleme mit der Schilddrüse

MR Dr. Karl F. Maier
Bluthochdruck

MR Dr. Karl F. Maier
Kursbuch Atmung

MR Dr. Karl F. Maier
Kursbuch Blase und Nieren

MR Dr. Karl F. Maier
Kursbuch Herz und Kreislauf

MR Dr. Karl F. Maier
Kursbuch Krebsvorsorge

MR Dr. Karl F. Maier
Kursbuch Verdauung

GESUNDHEITSBIBLIOTHEK **Anti-Aging**